活

新！

圖解 名醫傳授健康知識

強迫症

將強烈的「不安」和「無意義行動」一刀兩斷的方法

原井診所院長
原井宏明

瑞昇文化

和強迫小子一起度過的生活

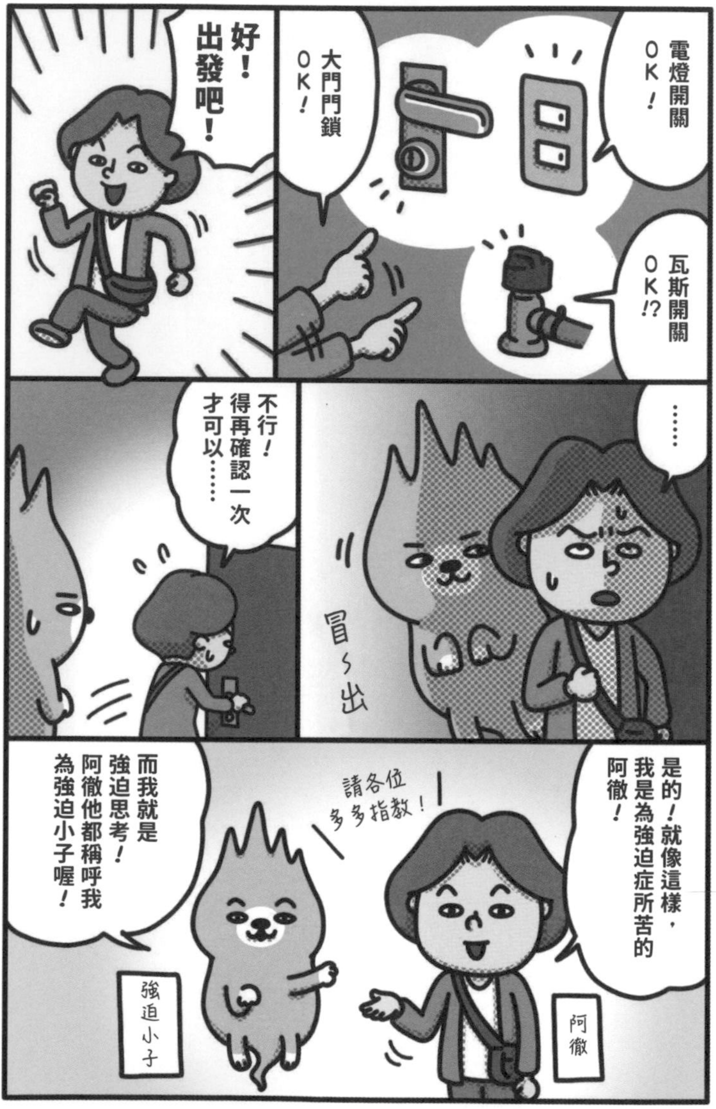
電燈開關
OK！
瓦斯開關
OK!?
大門門鎖
OK！
好！出發吧！
……
冒~出
不行！得再確認一次才可以……
是的！就像這樣，我是為強迫症所苦的阿徹！
請各位多多指教！
而我就是強迫思考！阿徹他都稱呼我為強迫小子喔！
阿徹
強迫小子

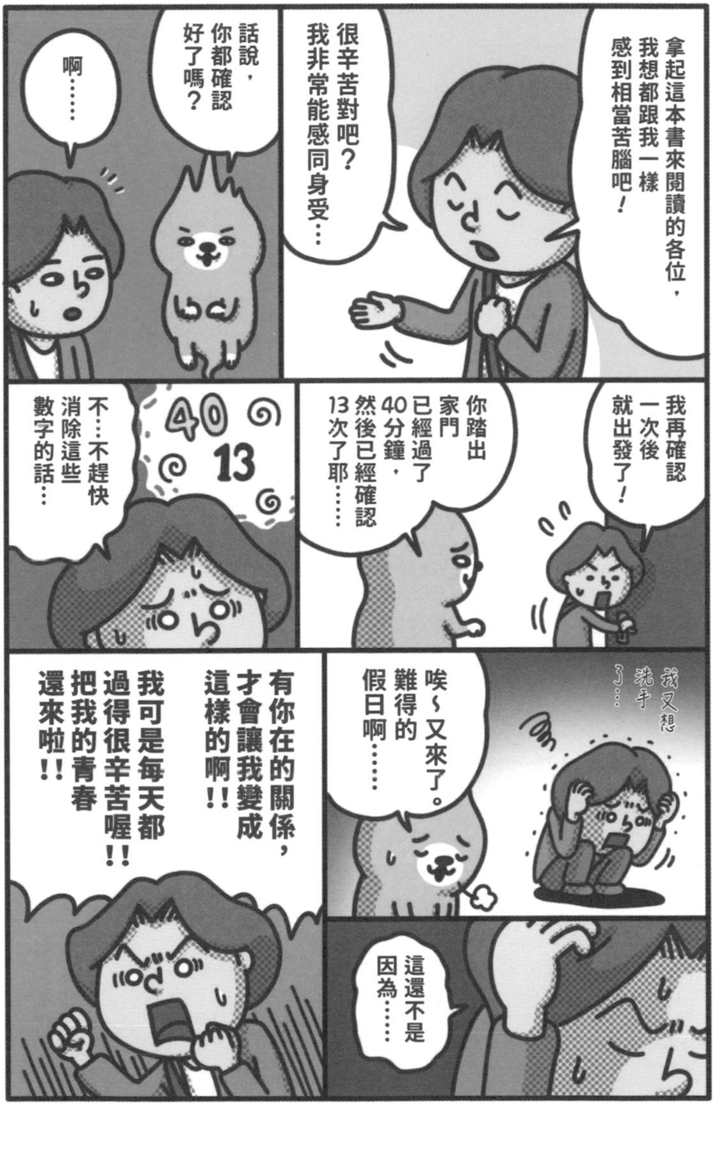
拿起這本書來閱讀的各位，我想都跟我一樣感到相當苦惱吧！
很辛苦對吧？我非常能感同身受…
話說，你都確認好了嗎？
啊……
我再確認一次後就出發了！
你踏出家門已經過了40分鐘，然後已經確認13次了耶……
40
13
不…不趕快消除這些數字的話…
我又想洗手了…
唉～又來了。難得的假日啊……
這還不是因為……
有你在的關係，才會讓我變成這樣的啊!!
我可是每天都過得很辛苦喔!!
把我的青春還來啦!!

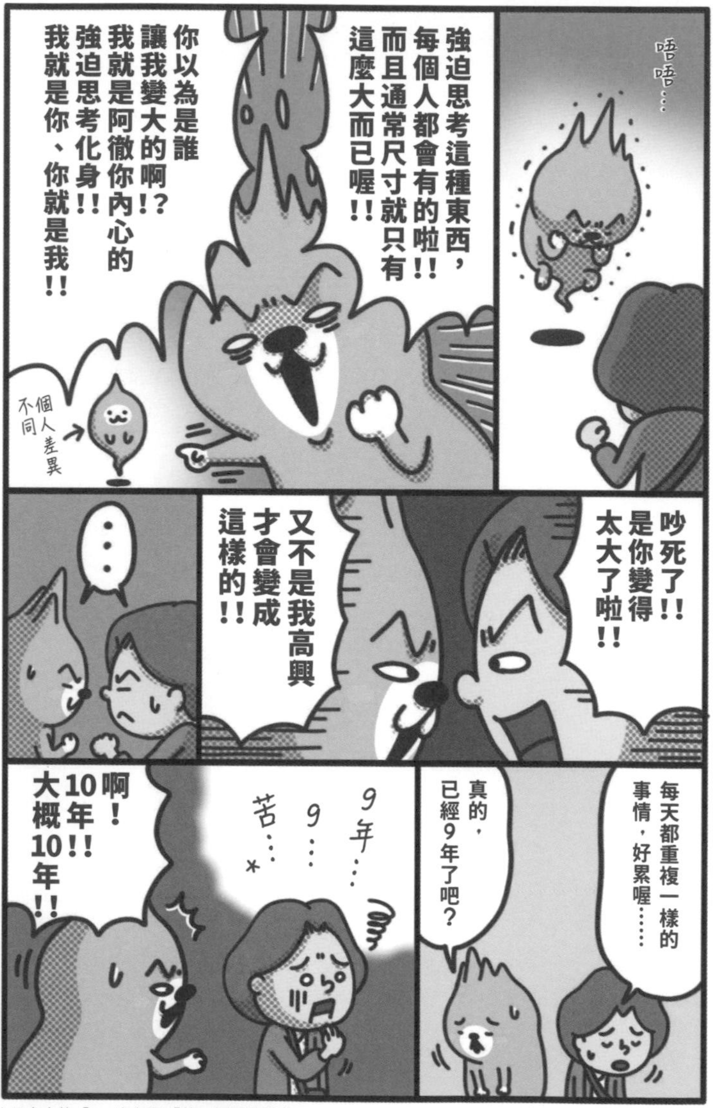

* 日文中的「9」也有跟「苦」相近的讀音。

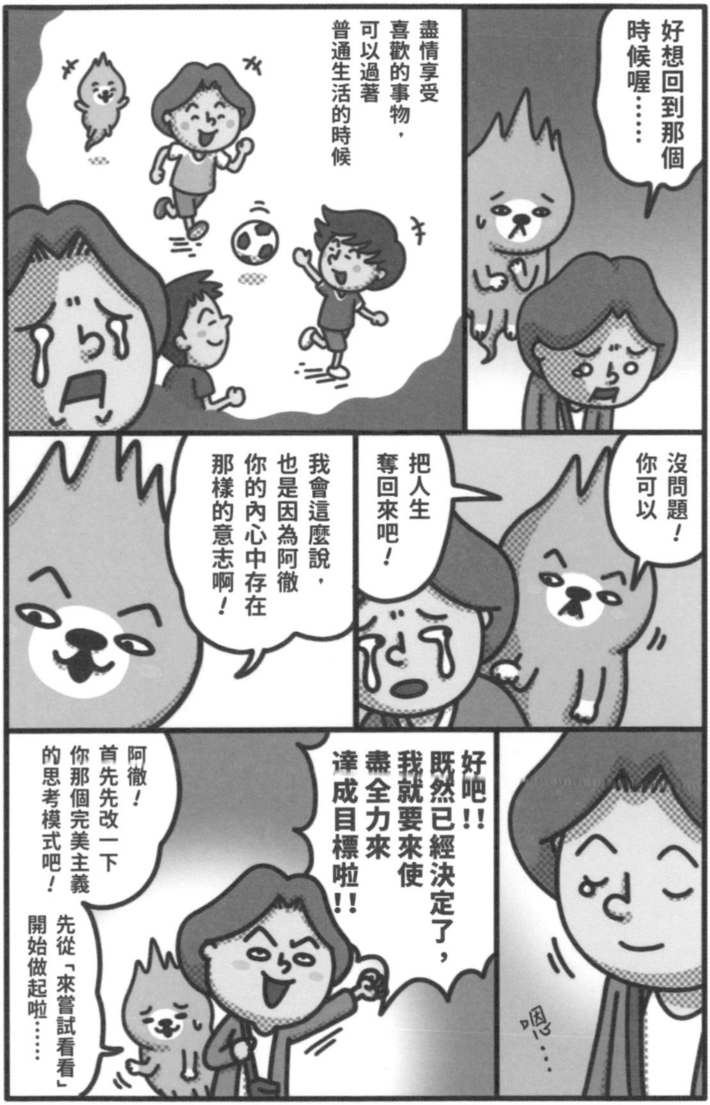
好想回到那個時候喔……
盡情享受喜歡的事物，可以過著普通生活的時候
沒問題！你可以
把人生奪回來吧！
我會這麼說，也是因為阿徹你的內心中存在那樣的意志啊！
嗯……
好吧!!既然已經決定了，我就要來使盡全力來達成目標啦!!
阿徹！首先先改一下你那個完美主義的思考模式吧！
先從「來嘗試看看」開始做起啦……

目次

本書中介紹的強迫症種類和其他的症狀，有著各式各樣的名稱。此外，關於強迫症的治療等層面，目前在醫學界仍存在著尚未明朗的地方。請各位在閱讀本書時不要只依照自己的判斷，也請務必尋求專業醫師的診斷。

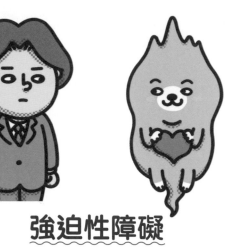

強迫症是一種疾病！

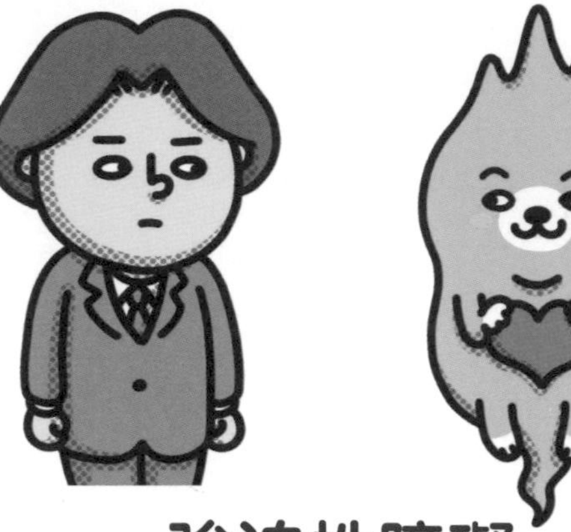

強迫性障礙

OCD (Obsessive Compulsive Disorder)

和自身意念相反，就會浮現出不安或不自在的想法。即使知道不合理、很愚蠢，卻還是會過度進行，然而只要去除這樣的思維，看上去就完全是沒意義的過度行動。持續重複著前述模式的，就是這種疾病的特徵。

在沒有意義的行為上耗費了很多的時間

在出門前，留意瓦斯開關是否有關好、電燈有沒有關上、門鎖有確實鎖好，等這些都完成後才算完成離家的關門準備，大家應該都有這樣的經驗吧。而且通常都是再確認一次之後就能放心地出門。然而，有些朋友卻**會在這一連串動作上花費不合常理的時間、進而對日常生活造成不良影響**。這個症狀就是強迫性障礙（後續簡稱強迫症）。明明知道自己這樣很奇怪，卻因為持續反覆著所謂異常的行為、並為其深陷於煩惱之中。

強迫思考與強迫行為的關係

只要和意念相反，就會在心中浮現、無法消除的想法、衝動或印象，就是所謂的「強迫思考」，為了消除它，人們就會進行「強迫行為」。然而即使暫時獲得舒緩，很快就會產生新的強迫思考，以致於再次重複強迫行為，這就是強迫症。

○ 確認強迫的事例

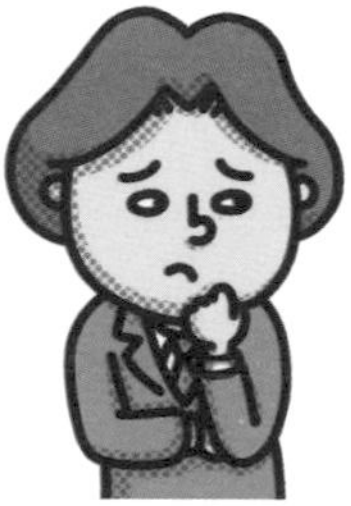

擔心家門有無上鎖感到不安

↓

為了確認所以跑回家

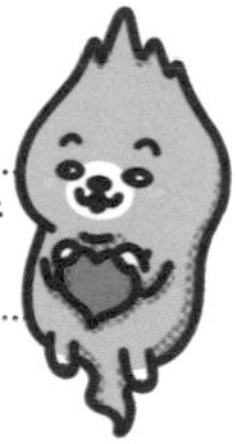

到這個階段是任誰都會採取的行動，並不是強迫症喔！

↓

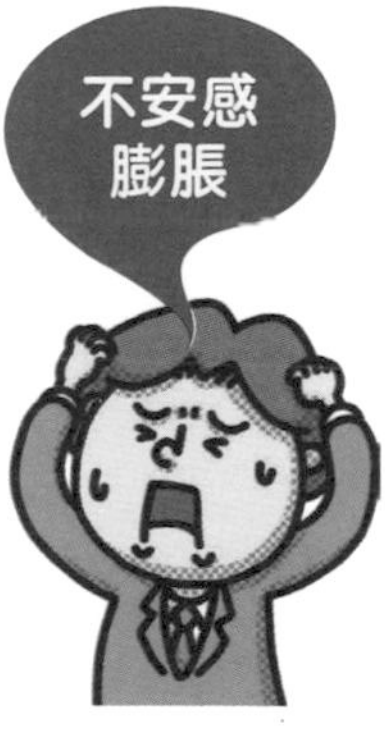

雖然徹底確認過卻還是不安

↕ 一再重複了好幾次

為了確認，又跑回家一趟

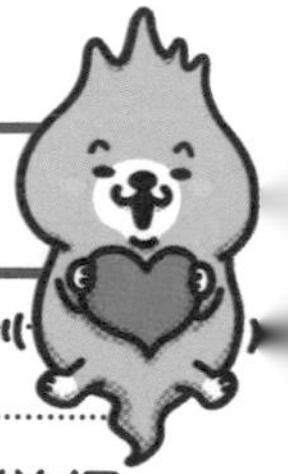

不安感越來越強烈

↳ **無法控制自己這麼想，讓不安的感受變得越來越強烈，又產生了其他的不安，對日常生活造成影響。**

大多沒有察覺疾病，就這樣擱置不管

經常發生的強迫症種類

污染恐懼（清潔強迫）	40～45%
攻擊性思考（確認）	30%
正確性（確認或儀式）	30%
對於數字的拘泥（數數字）	15%
對稱性（儀式行為）	10%
對無用之物的拘泥（保存）	5～10%
其他	20%

※ 數值是為強迫症所苦的人所出現的症狀頻率。

出　處：H.Matsunaga et al., Personality disorders in patients with Obsessive-compulsive disorder patients in Japan. Acta Psychiatr Scand 98 128-134,1998

讓人以為只是壞習慣 難以察覺的強迫症症狀

洗手或是一再重複確認行動，這類行為任誰都會這麼做，所以當次數和耗費的時間增加了，人們也只會單純認為是變成怪僻或壞習慣而已。而且在他人面前不會顯露的人也不少，即使自己很清楚是在做一些奇怪的舉動，**但是很多人都是經過了很多年，才終於意識到這是一種疾病**。這種疾病放諸四海皆準，也是它的特徵之一，像是不潔恐懼、確認強迫等症狀的比例，在日本、美國、歐洲幾乎是相同的。

促使強迫症產生的契機

發生病症的原因大多不明，而且探究這個原因也並非就會和改善症狀有所關聯。只不過，因為身處周遭環境的變化，也會出現導致強迫症發病、惡化的情況。

被指派了不允許失誤的工作

像被指派和金錢相關的工作，就會引發確認強迫。明明大腦很清楚數字對得起來，但就無法停止一再地計算和確認。

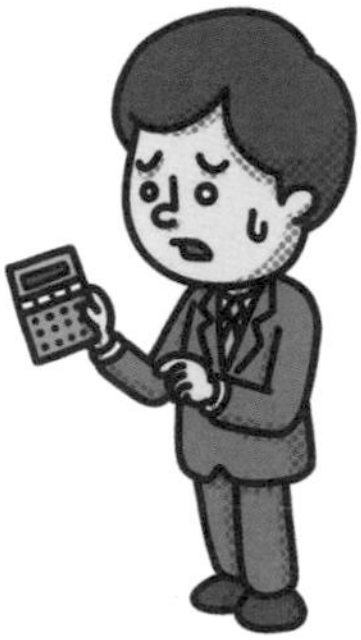

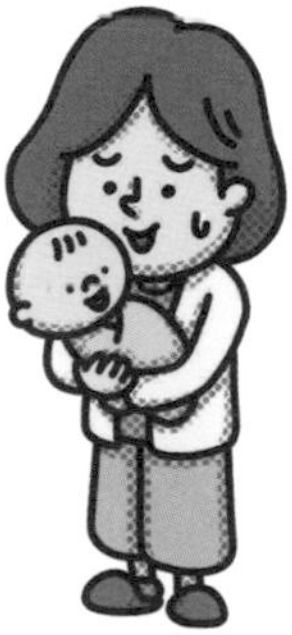

小孩出生了

因為第一次懷胎生產，所以在孕期中變得神經質。被「必須守護孩子遠離不乾淨東西」的使命感給驅使著。

其他還有升學、就業、結婚等契機都有可能導致病症發生，但仍然存在著很多不明確的契機。

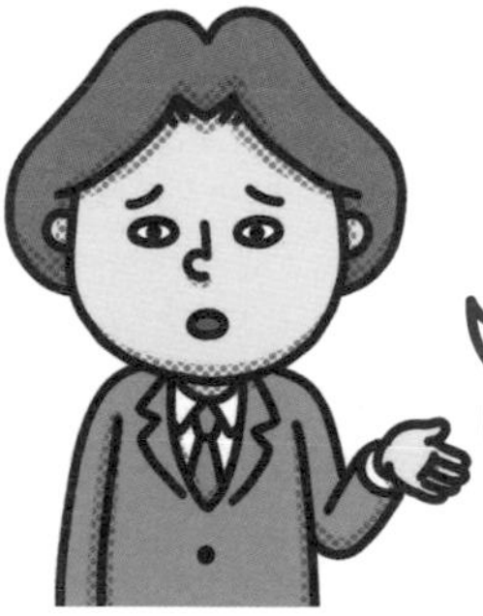
雖然對日常生活造成影響是這幾年的事而已，但回想起來，才意識到打從孩提時代就已經出現很多確認行為了……

強迫症的評量基準（耶魯布朗強迫症量表）

請確認是否符合以下項目所述內容，
再將分數加總計算。

1 每天大概會有多少時間出現了強迫的思考呢？

無……0分
1天1小時以內……1分
1天1到3小時……2分
1天3到8小時……3分
1天8小時以上……4分

2 你的強迫思考對社會活動或工作的能力，造成何種程度的障礙呢？

完全沒有……0分
輕度（雖然對社會活動或職業活動造成些許障礙，但整體而言還算順利）……1分
中度（雖然對社會活動或職業活動造成明顯的障礙，但是會想辦法應對）……2分
重度（對社會活動或職業活動造成很大的障礙）……3分
極度（因為障礙的關係，什麼都做不了）……4分

3 你的強迫思考會產生何種程度的痛苦呢？

完全沒有……0分
輕度（不太產生、不怎麼痛苦）……1分
中度（屢次產生，覺得痛苦，但是會想辦法忍耐）……2分
重度（頻繁產生，覺得非常痛苦）……3分
極度（因為痛苦的關係，什麼都做不了）……4分

4 你是否曾無視強迫思考，讓它自然流逝、不讓自己去多想呢？

總是如此……0分
大多時候都無視……1分
盡可能努力去無視……2分
幾乎無法無視……3分
根本無法無視……4分

5 你能有效地無視強迫思考嗎？

總是能做到……0分
一般都能做到……1分
有時能做到……2分
幾乎無法做到……3分
完全無法做到……4分

6 每天花費在強迫行為上的時間，大概有多久？

無……0分
1天1小時以內……1分
1天1到3小時……2分
1天3到8小時……3分
1天8小時以上……4分

7 你的強迫行為對社會活動或工作的能力造成何種程度的妨礙呢？

完全沒有……0分
輕度（雖然有些妨礙，但不會對整體生活造成損害）……1分
中度（造成明顯的妨礙，但是會想辦法應對）……2分
重度（造成很大的障礙，對生活產生不良影響）……3分
極度（覺得自己什麼都做不了）……4分

8 如果強迫行為被制止時，你有什麼感覺？會產生何種程度的不安？

完全沒有……0分
輕度（稍微有些不安）……1分
中度（不安程度較高，但是會想辦法應對）……2分
重度（不安程度非常強烈，帶來很大的障礙）……3分
極度（因為不安的關係，覺得自己什麼都做不了）……4分

9 為了抵抗強迫行為，您做了多少努力呢？

總是在抵抗……0分
大多時候都在抵抗……1分
稍微進行抵抗……2分
幾乎屈服於大多數的強迫行為……3分
根本無法抵抗……4分

10 你能控制強迫行為到何種程度？

完全控制……0分
能靠努力和意志成功停止強迫行為或儀式……1分
有時能成功停止強迫行為……2分
能延遲行為發生的時間，但最後還是做出強迫行為……3分
連延遲強迫行為的發生時間都無法做到……4分

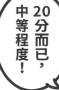

測驗結果

7分以下……正常
8～15分……輕度
16～23分……中度
24分以上……重度

計分　　分

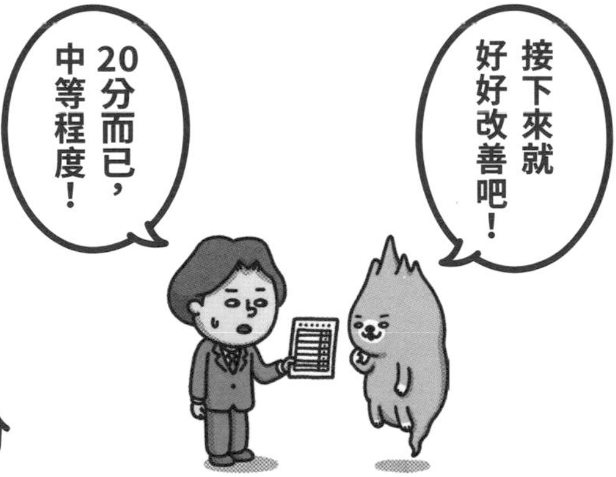

這是潔癖？還是潔癖症？

例子	潔癖	強迫症
共通點	• 不敢碰觸門把或是電梯按鈕等會有很多人碰過的東西 • 因為行動過於謹慎細膩，花費很多時間和心力	
相異點	• 因為喜歡才做 • 能夠控制 • 特別會在意真的很髒的東西 • 家裡很整潔	• 即便不想做也會去做 • 很難控制 • 對眼睛看不到的東西或間接觸碰髒污，都感覺像是實際觸碰到髒東西 • 家裡不一定整潔

是順從自身的價值觀？還是自己壓得自己喘不過氣？

潔癖和潔癖症（強迫症）的差異，從外部角度是無法理解的。如果是依照自身價值觀來行動，也就是「**因為喜歡才做**」**的話就是潔癖**，**若是「雖然不想做但就是無法停止」的話就是潔癖症**。只不過，這個分界線也是很籠統的。假如以維護清潔為目的的洗手行為，轉變成藉由洗手來得到滿足才是目的的話會怎麼樣呢？強迫症就是將手段化為目的的疾病。請先問問自己「想要做什麼？」吧。

因應環境而產生的強迫症疾患

因為置身於充滿緊張感的環境裡而觸發，當人們察覺時已經出現強迫症，這種例子是存在的。

例1 被要求進行確認的職場環境

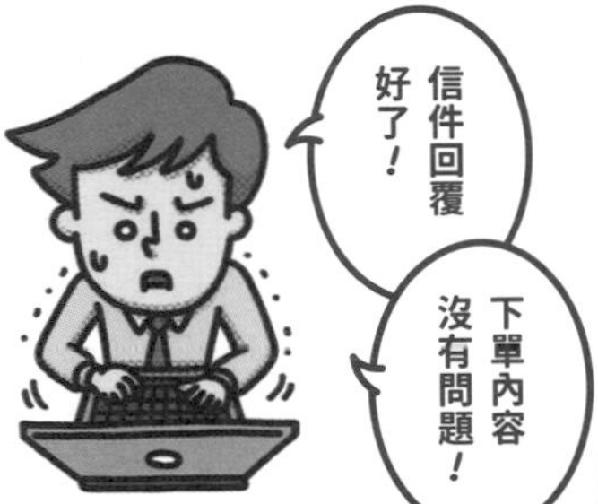
信件回覆好了！
下單內容沒有問題！

適度的確認作業

↓

如果有所疏忽，或許會對公司造成大損害……

↓

演變成過度的確認作業

例2 家裡有存在感染症風險的家人

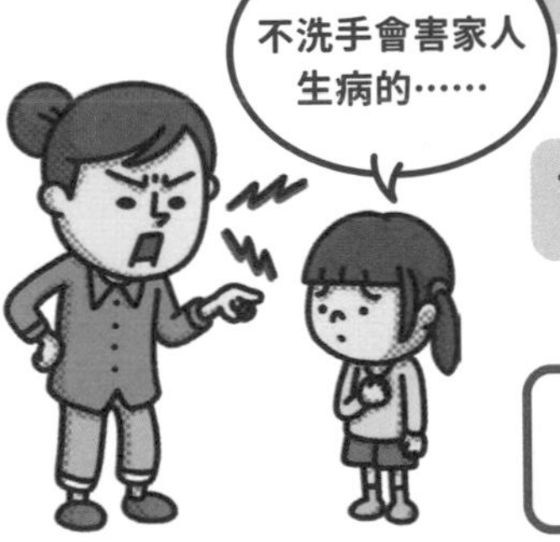
不洗手會害家人生病的……

照著吩咐去洗手

↓

可能會害家人生病……

↓

演變成對即使洗了手，可能也會害家人生病這件事過度地在意

無論是什麼性格的人都有發病的可能。因為被冠上責任的立場或環境會變成要因之一。

強迫症的症狀相當多樣化

經常出現的類型

下方雖然只是代表性的類型，但可知強迫思考也是因人而異。即使你的強迫思考沒有出現在裡面，但只要能找出共通點的話，就能和治療有所連結。

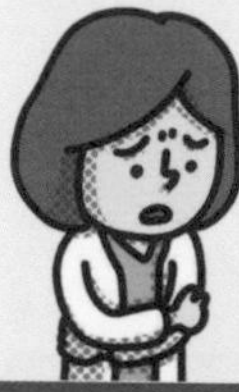

對髒污很敏感，會過度洗手或消毒。

不潔恐懼→ P.38

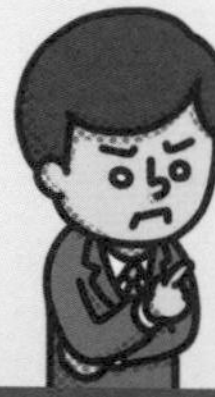

不管再怎麼確認都沒辦法安心，於是又多次進行確認。

確認強迫→ P.34

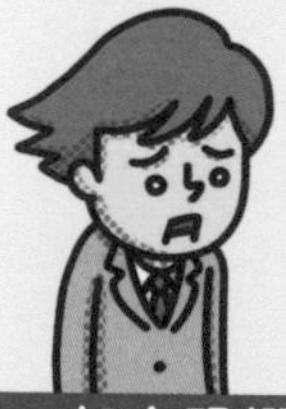

很擔心自己會對其他人造成傷害。

加害恐懼→ P.44

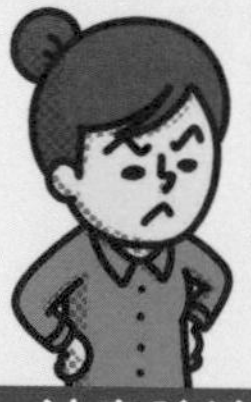

如果沒有訂立完美的計畫就沒辦法去實行。

計畫強迫→ P.42

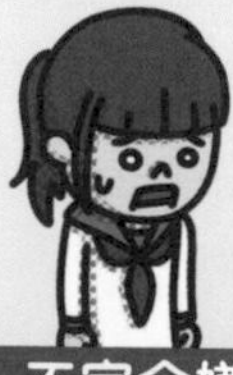

若東西的數量或位置不協調的話就無法平靜。

不完全嫌惡→ P.48

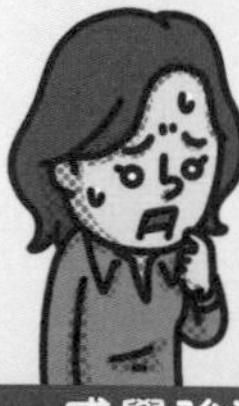

對於身體的狀況會過於在意且過度反應。

感覺強迫→ P.46

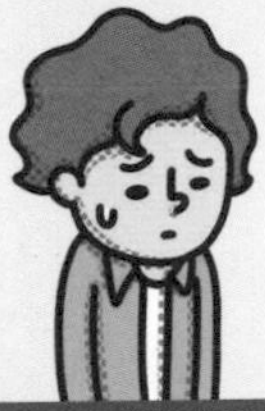

明明沒犯罪，
卻因為罪惡感
而不安。

不道德恐懼→P.52

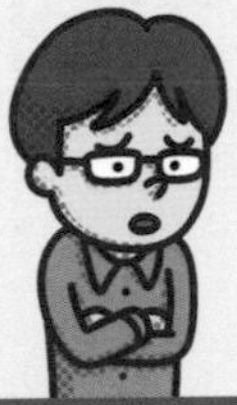

對於感到不吉利
的東西會異常地
抗拒。

忌諱恐懼→P.50

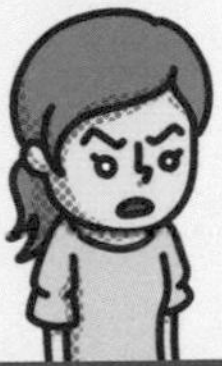

不丟棄東西，
就連無用之物
都留存下來。

收集癖（囤積症）→P.56

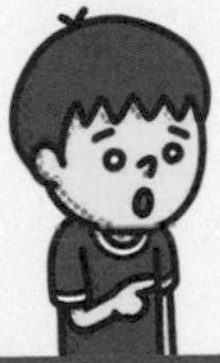

行動前必定要
思考，導致無
法動彈。

強迫性遲緩→P.54

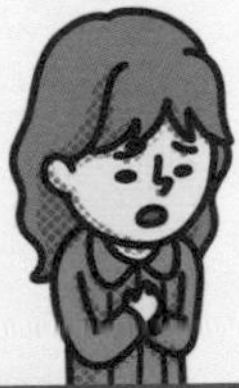

覺得性事是污
穢不堪的。

性強迫→P.60

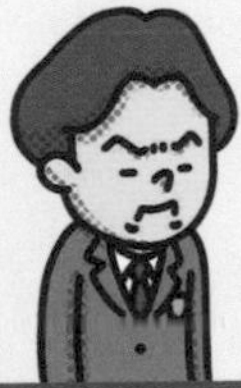

即使不希望想
到一切猥瑣的
事物、暴力的
印象等念頭，
卻接連在腦海
中浮現。

雜念強迫→P.58

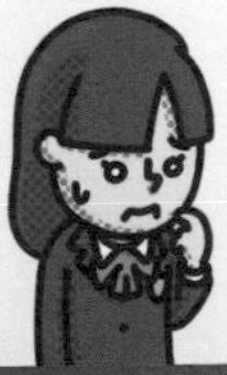

如果不依照順
序進行某個行
為，就沒辦法
銜接到下一個
行動。

順序強迫→P.64

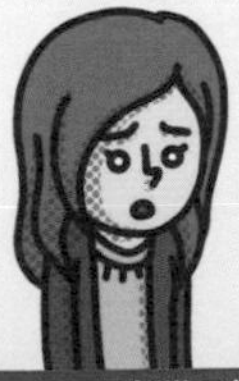

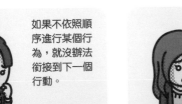

在意自己無法
理解書或影片
的內容，所以
沒辦法繼續看
下去。

倒帶強迫→P.62

強迫症障害的整體共通特徵

不分症狀類型擁有相同的傾向

強迫思考和強迫行為的關係、
各自發生的時間點等
在各症狀是共通的。

強迫行為 ↑ 選擇時間和場合

強迫思考 ↑ 不希望發生時發生

症狀較輕的時候是可以被控制的

強迫思考並不是完全都和行為有所連結的。像是在家裡無法克制洗手的行為，但是在外頭或許就能忍耐。確認也是，會選在不會對周遭造成困擾的時候，如果真的很忙就會延後再做。然而，若症狀惡化的話，就會變得無法控制，**雖然表面上看起來沒有異樣，但是在腦海中的一隅卻持續在進行著強迫行為。這個就稱為「心中的儀式」**。

強迫的範圍很廣泛，例如同樣都是潔癖，但是每次洗手5分鐘、每天5次左右的話，

強迫症的3個共通點

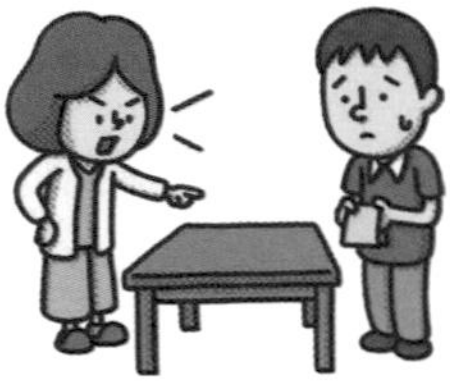

❶只集中在某件事上

被迫只集中在某件事上，無法顧及其他方面的事情。如果是一起生活的多人數家族，大概會出現1到2人對此感到困擾。

❷症狀會慢慢地推進

症狀剛出現時，並不會意識到已經生病了。隨著困擾在經年累月中增加，變成「明明想停止，卻停不下來」的狀態。

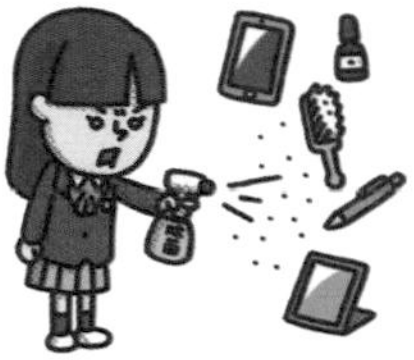

❸生活變得單調

症狀惡化之後，就會變得只是不斷地重複著同樣的事，讓生活變得單調。

對於職場或學校生活都不會造成什麼問題。但是改成30分鐘、50次的話，狀況可就嚴重了。工作自然不用多說，就連日常生活也會變得需要他人協助。

同時，感到困擾的人也是各式各樣。有像自己決定型這種只有自己感到困擾、但家人完全沒有察覺的類型；也有像捲入牽連型那樣，雖然只有自己打算這麼做，卻因此讓家人感到困擾的類型。雖然類似這樣的症狀實在是五花八門，但是都擁有本頁上方描述的那些共通點。此外，有10多歲就確診的相關症狀；也有像收集癖那種邁入中年之後才確診的症狀。但無論是哪一種，能否治好都得看當事人的情況而定。

治療強迫症需要仰賴自己

治療方法有兩種，尋求專業醫生的意見至關重要

被認為對強迫症的治療有其效果的，就是藥物療法和認知行為療法。因為藥物療法需要醫生的處方箋，所以要到醫院或診所求診。而後者則是可由患者自己進行的治療方式。可以在閱讀自我療癒書籍以及聽取專家的建議等協助下進行療程。如果需要借助專家的力量，就有必要找尋**設有強迫症治療療程的醫療機關**等單位。

藥物療法

主要使用 SSRI（選擇性血清素再攝取抑制劑）。根據狀態來調節服用的量。

認知行為療法

能藉由改變認知或行為發揮治療效果。主要使用暴露療法和暴露及反應療法（ERP）。所謂的 ERP，就是即使萌生強迫思考，也不會進行強迫行為的練習治療法。

嘗試看看認知行為療法中的ERP

ERP 看起來就像是苦行那樣，要靠著毅力在挫折中跨越障礙。在治療強迫症的專業醫療機構中，會指導進行 ERP 必須的工夫，施以個人或是團體式的治療。

ERP的例子

4
13
9

暴露療法

刻意讓人身處在會引發強迫思考的環境之中。讓他們接近至今會避開的東西或場所，再採取迴避的行動。會根據患者狀況，分成集中性治療或階段性治療等場合。

暴露及反應療法

即使出現強迫思考，也能在不展開強迫行為的狀態下生活。在他們很想洗手或很想確認的臨界點強制中斷強迫行為，體會到不自在的感覺。

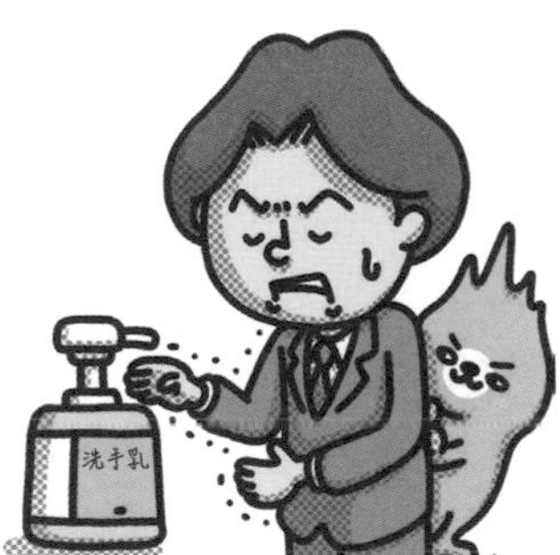
洗手乳

兩種療法同時進行！

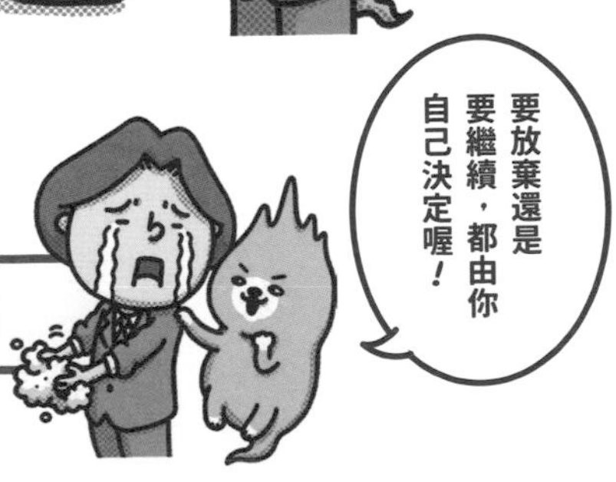
要放棄還是要繼續，都由你自己決定喔！

我改善了！

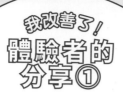

體驗者的分享①

「感受到不是孤獨一人的3天」【女性・不誠實嫌惡、不潔恐懼】

我從小學時代開始就是個容易操心的人，一點雞毛蒜皮的小事也會讓我感到不安。只不過，這個時候還只是會看人臉色的程度而已。強迫症是在我中學的時候病發，記得當時是朋友的一句「好臭」成為發病的導火線。從那時開始，我就對自己排泄物的不潔感萌生了恐懼。為了消除那種不安，我開始進行各式各樣的儀式行為。

雖然在大學時代克服了「不潔恐懼」，但是又對戀人產生了新的「不誠實嫌惡」感，結婚之後引發了「不誠實恐懼」，對象則是我自己。在日復一日於黑暗中徬徨的日子迎來曙光，是在我接受了「3日集團集中療法」的時候。藉由和擁有相同症狀的參加者一同聚會，我逐漸有了心靈枷鎖被解開的踏實感。光是了解到為恐怖所苦的人不是只有我一個，就讓我得以從孤獨中被解放。透過這樣的聚會，不僅僅是誠實的部分，就連不誠實的部分也涵蓋在內，讓我接納了自己，我認為這件事比起什麼都還要更重要。

第1章

症狀的種類

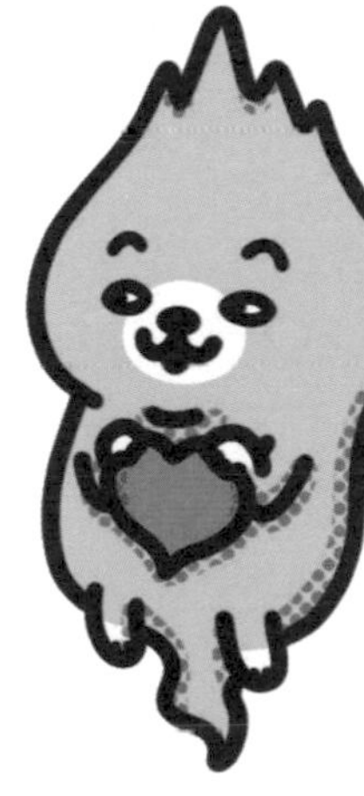

強迫思考和強迫行為的種類是無限多的。
還會根據時代或狀況而有所變化。
這裡所介紹的只是其中的一部分而已，
但是只要檢視幾個代表性的症狀，
就能確認和自身的症狀共通的部分。

類型

了解傾向①

看清一般的不安和強迫症的不安

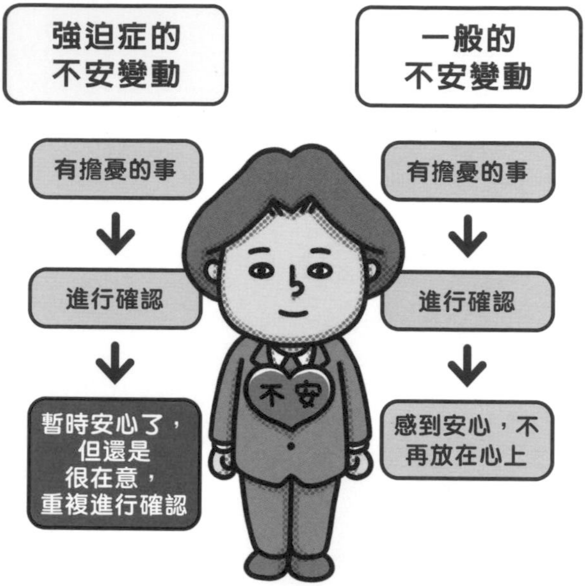
一般的不安變動
有擔憂的事
進行確認
感到安心，不再放在心上
強迫症的不安變動
有擔憂的事
進行確認
暫時安心了，但還是很在意，重複進行確認
不安

控制不安，就是確認與不安之間的貓捉老鼠遊戲

「不安」是每個人都會有的東西。只不過，在強迫症的情況下，不安狀況的變動會出現些許差異。例如上鎖的場合，一般會因為想著「真的鎖了嗎？」這種「不安」而回家一趟，確認確實無誤之後就到此為止了。然而，對強迫症的人而言，雖然經由**確認能暫時緩解不安，但是很快就會再次陷入不安狀態**。為了抑制這種念頭，就必須一而再、再而三地重複著「確認」這個強迫行為。

不安緩解後又再次產生，
所以重覆進行「消除」這個行動

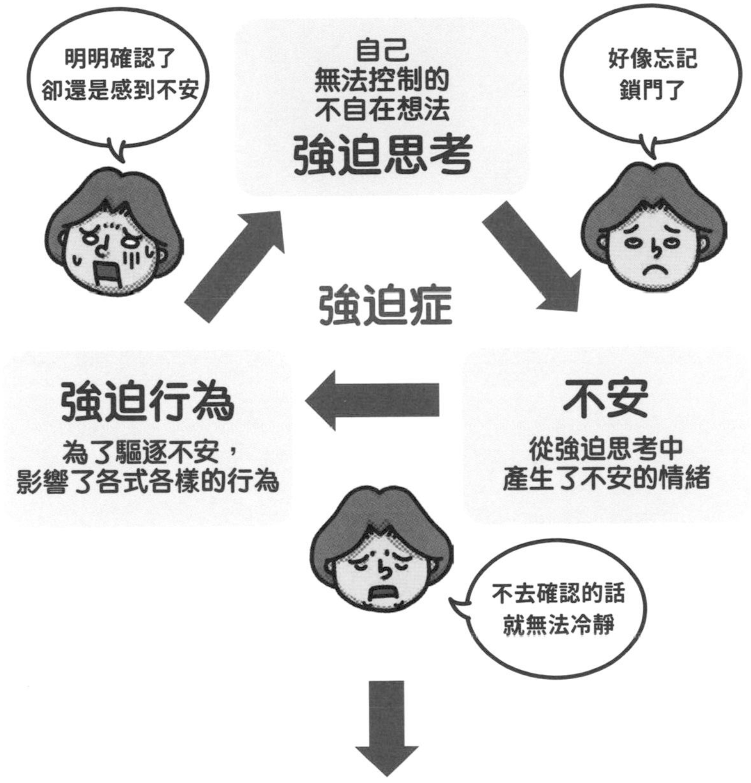
明明確認了
卻還是感到不安
自己
無法控制的
不自在想法
強迫思考
好像忘記
鎖門了
強迫症
強迫行為
為了驅逐不安，
影響了各式各樣的行為
不安
從強迫思考中
產生了不安的情緒
不去確認的話
就無法冷靜

**陷入無限迴圈後，
強迫思考就會因此膨脹，且以高頻率出現，
以致於讓精神面以及體力面都感到疲憊。**

類型

了解傾向②

大致區分出被害類型和加害類型

即使強迫思考相同，類型也會有差異

以不安的矛頭朝向何處，來改變類型。

被害類型

自己或將來或許會遭受傷害、萌生不自在的感受，因此而覺得不安。

加害類型

或許會傷害自己以外的某人、給對方帶來不好的感受，因而覺得不安。

害怕自己或他人引發了無法挽回的事態

即使強迫思考的根源相同，還是會因為成為不安的矛頭的方向，分成不同的類型。舉例來說，就是**擔心自己「會不會被誰給傷害呢」的「被害類型」，以及和前者相反、對自己「會不會傷害到誰呢」感到憂慮的「加害類型」**。

根據想守護的東西不同，就能區分出究竟是屬於被害類型，還是加害類型。

被害類型 對自己的行動可能讓自己的將來或可能陷入一敗塗地的局面感到恐懼

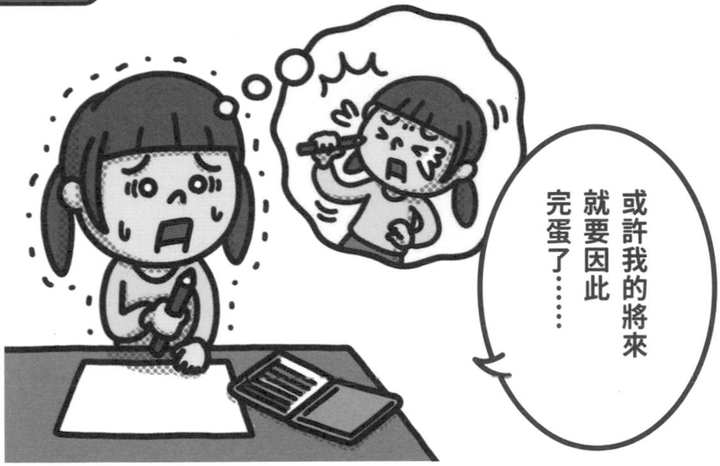
或許我的將來就要因此完蛋了……

加害類型 對於自己或許會對其他人造成危害而陷入不安

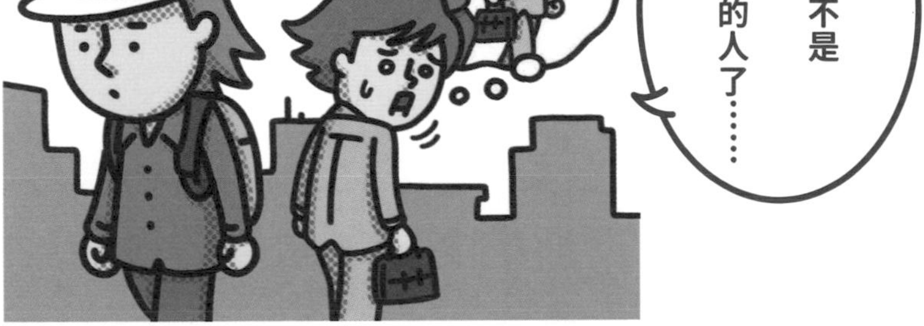
我剛剛是不是撞到那個擦身而過的人了……

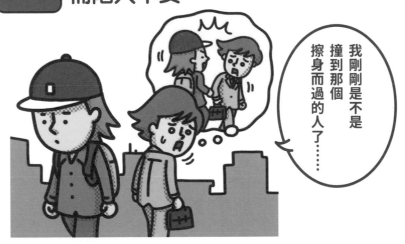

類型

了解傾向③

存在行動前類型和行動後類型

你是擅長提前計畫？還是擅長回過頭去再次確認呢？

人類之中，存在著開始行動前就先擔心的類型，以及開始行動後才開始擔心的類型。舉例來說，在購物之前，想著要在什麼地方買些什麼的過程中浮現「真的有必要去買東西嗎？」等問題、**且因為這個思考而無法展開動作的就是**「**行動前類型**」。相反的，出門後才想到「大門鎖了嗎？」、**無法停止一再地確認的則是**「**行動後類型**」。無論是哪一邊，如果不進行強迫行為，就沒辦法推進到下一個行動，為生活帶來不良的影響。

平時的你是哪一種呢？

在踏出門檻前就確認好要帶的東西	出了大門才開始確認有沒有忘記的東西

被強迫思考給束縛的時間點也會因為對象而有所不同。其中的共通點，就是因為重複的強迫行為，對日常生活造成了困擾。

行動前類型 在準備要做什麼之前就被強迫思考給束縛了

在展開行動前，為了避開不自在的事物而進行計畫，結果因此讓行動裹足不前。

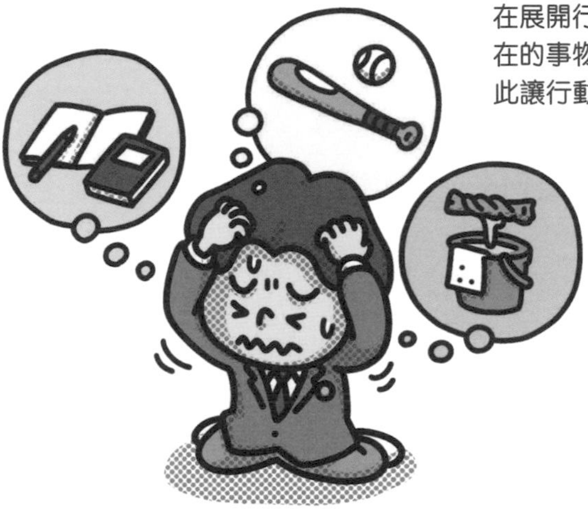

行動後類型 在做完什麼之後就被強迫思考給束縛了

回顧自己的行動過程時，因為懷疑是不是出現失敗或遺漏而心懷不安，因此無法推進到下一個行動。

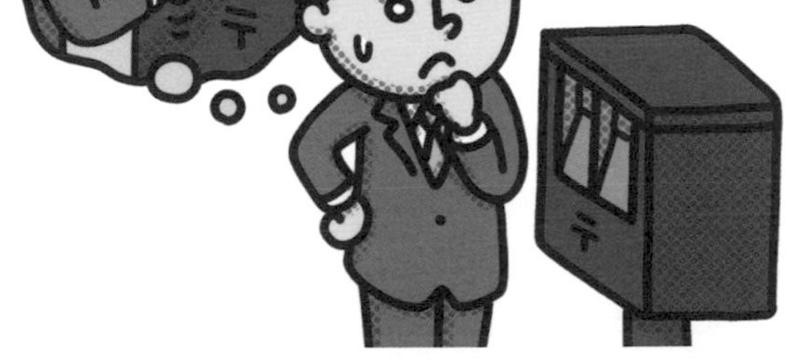

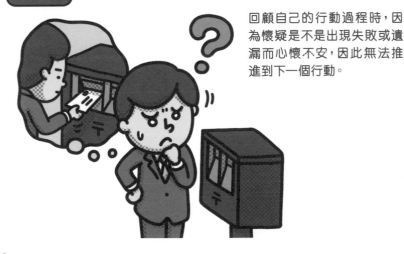

症狀的類型也會因人而異

以強迫思考和強迫行為進行分類

對強迫症的症狀進行調查後，就會發現存在哪邊都不符合的情況，或者是每一邊都沾上一點的情況。碰到這種場合，可以用強迫思考和強迫行為來試著對這種類型進行分類。像是**提到「○○恐懼」的就屬於強迫思考**；**提到「○○強迫」的就歸類強迫行為，藉此加以分類**。強迫思考和強迫行為的組合也是千變萬化，而且也會因為對象的變化而有所差異。

症狀的特徵

強迫思考的特徵

- 容易從發生機率少的事物中產生
  例如：愛滋病、年輕型失智症等等
- 容易從無法挽回的失敗中產生
  例如：肇事逃逸、性騷擾行為等等

強迫行為的特徵

- 因為日常生活中有能夠反覆這個限制，所以會自然而然地集中在類似的行動
- 雖然因時代或環境聯想到的威脅都有所不同，但是儀式化的行為並不會變動

強迫思考和強迫行為有關連

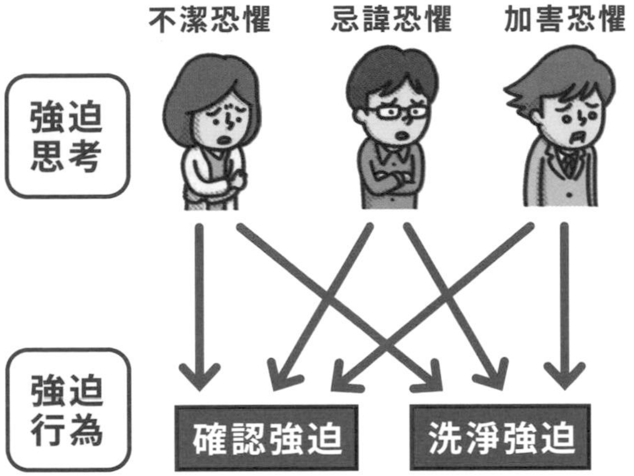
不潔恐懼
忌諱恐懼
加害恐懼
強迫思考
強迫行為
確認強迫
洗淨強迫

例如有不潔恐懼的人會對髒污的東西感到害怕，因人而異，有部分的人會在使用廁所後擔心髒東西是不是有飛散出來，因此對衣服、身體、便器等進行檢查。在這種情況下，不想弄髒自己（也不想弄髒了別的東西）這種強迫思考，就會和確認這個強迫行為合體，產生出新的東西。

除此之外，也有弄不清自己的強迫思考為何的狀況。舉個例子，就像因為某段文字而浮現特定的印象，然後毫無理由地重複著特定的情動這種情況。遇到這種場合，**藉由檢視依據強迫行為所做出的分類，應該就能正確地理解自己的傾向**是什麼。

類型①

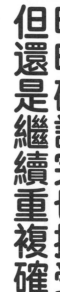

確認強迫

明明確認完也接受了，但還是繼續重複確認

不僅無法安心，還可能招來其他的不安

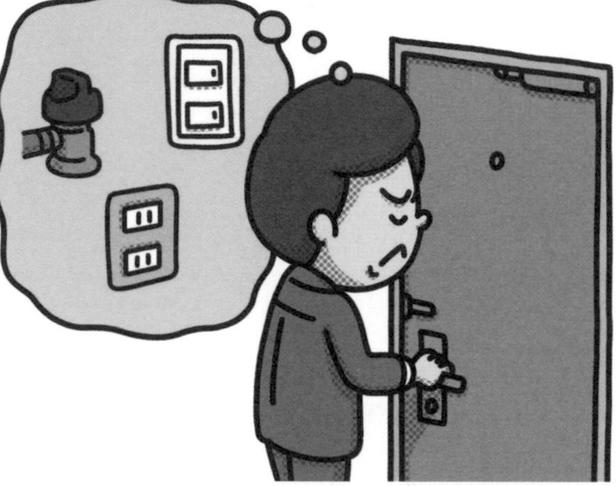

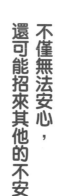

確認某件事的狀況，每個人都會產生不一樣的分歧。但它們共通的特徵，就在於**你越是重複確認、就越是難以停止這種行為**。除此之外，還有**連同自己的記憶也一併確認**這一點。只要確認形成一種流程的話，就會出現以次數來決定結果、用智慧型手機拍正存證等行為，使得行動模式複雜化。

舉例來說，當人們面臨外出時擔心起門有沒有鎖好這種場合，一般來說只要確認過一

隨著強迫行為的次數增加，強迫思考也跟著擴張，進而衍生出其他的思考

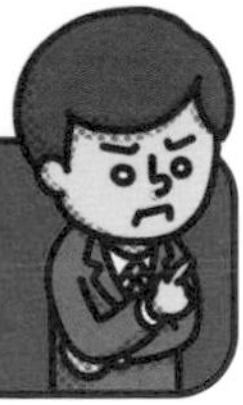

○ 鎖門的事例

不安 確認是否有確實鎖好

不安 搞不好在上鎖的時候又不小心打開了

不安 或許自己把門鎖好的記憶，單純只是自己這麼認為而已

對強迫行為本身抱有憂慮，由此又衍生出其他的煩心事（強迫思考）。有時還會為了保險起見，把確認的工作交給其他家人。

次，無論原本多麼在意，焦慮感都會獲得解消。然而，在強迫症的情況下，即使確認了也會心生「我真的有確認過了嗎？」的疑慮、再次陷入不安，然後又重新進行確認。只不過，無論再怎麼確認，都還是會像：

「剛才的確認結果搞不好是我的妄想。」

「如果現在不再檢查一次，搞不好會引發嚴重的結果。」

這樣，各種想像不斷地接踵而來。

無論怎麼確認，都還是無法消除焦躁的情緒，反而還因此衍生出多餘的不安，這種情況就是所謂的確認強迫。那種不安會和想像結合，讓問題的嚴重性加劇發展。

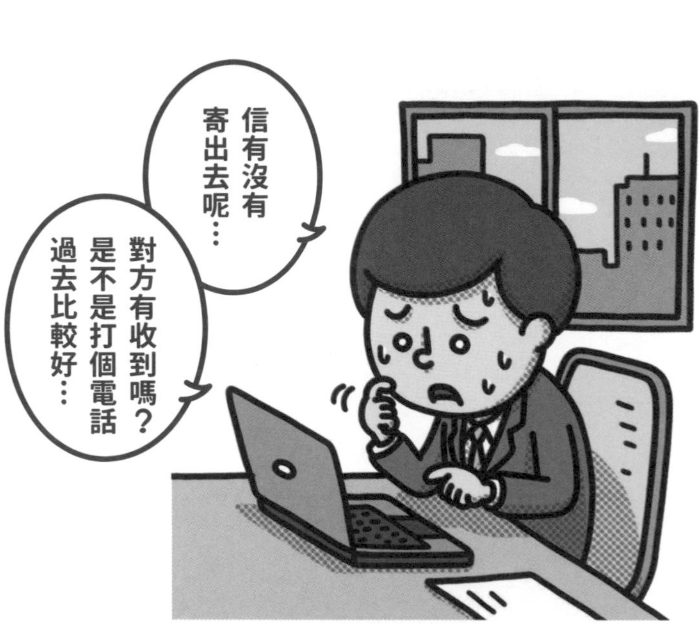
信有沒有
寄出去呢…
對方有收到嗎？
是不是打個電話
過去比較好…

那是強迫、這也是強迫，已經無法體會「一般」的狀態為何了

在我們的日常生活中，確認行為對任何人來說都是不可欠缺的。經常在確認的人，應該都會抱有「一般人的確認到底會做到什麼程度呢」這樣的疑惑吧。但大家也察覺到這其實是個人自身才能確認的事情呢。而「**一般人」是不會留意自己到底做了何種程度的確認的**。

作為一種強迫行為的確認，會受到環境的左右，因此年齡不同，顯現的方式也會有所差異。

學齡前大多是向父母親確認。讀小學後，會邊確認自己的持有物或時間分配邊行動，因此得到來自周遭的誇獎。中學生左右，因

為阻止強迫行為而採取的方法

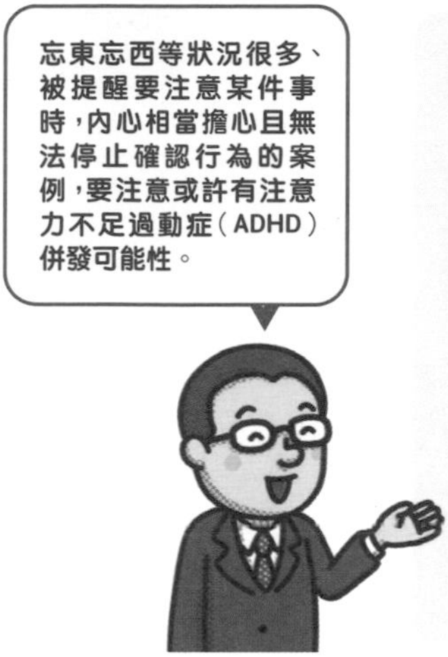
忘東忘西等狀況很多、被提醒要注意某件事時，內心相當擔心且無法停止確認行為的案例，要注意或許有注意力不足過動症（ADHD）併發可能性。

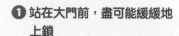

❶ 站在大門前，盡可能緩緩地上鎖

❷ 閉上眼睛，用手的觸感去感知確實把手放到門把上了

❸ 一邊感受手的觸感、一邊轉動門把，感受門已經上鎖的狀態

❹ 在閉上眼睛的狀態下，慢慢地解除目前的動作

❺ 在想著「會發生不好的事」的同時，進行下一個行動

為開始在意成績，於是便開始確認分配的功課或答案卷。也是在這個階段，自己的容貌或評價也成為了確認的對象。接著，就會開始確認自己的言行舉止是否正確。

出社會後，在前述那些基礎上，還會再加上職場中得要追求的確認，沒錯吧？打滾幾年後，這次站到了要教育後輩的立場，如果有所差池就會被追究責任。隨著責任的增加，確認的頻率也會跟著變多。這一點在家事或育兒方面也都是一樣的。

伴隨著責任的就業，或是居於得扛起守護他人責任的立場，都會成為發病的原因，但是在此之前，其實人們就一直在進行各種不同的確認了。當**心中浮現出「一般的情況是如何」這個想法時，就是開始展開治療的時機了**。

類型②

不潔恐懼

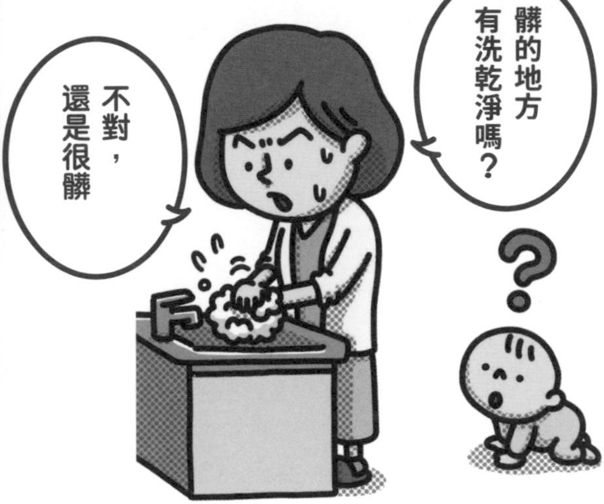

無論洗手或洗澡都要花上很多時間

無論再怎麼清洗，就是覺得沒洗乾淨

即使同樣都是持續重複洗手或洗澡的行動，無可避免的就是狀況依然會因人而異。此外，這並不單純只是一個愛乾淨能解釋的，就像是清除不吉利的思考、去除令人生厭的人物印象、不讓自己的污穢沾染到他人等，反覆進行強迫行為的動機也是五花八門。

人類為了防止感染症或食物中毒可能引發的種族滅絕，天性就會排斥排泄物、嘔吐物、廚餘等物。只不過，「不潔恐懼」的場合，

隨著強迫行為的次數增加，髒污（強迫思考）就會逐漸擴張

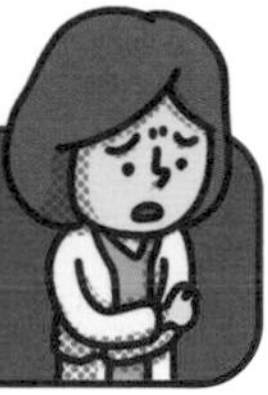

不安　一碰到髒東西就會想要洗手

不安　明明洗過手了，卻還是覺得沒洗乾淨

不安　即使處在根本不知道有沒有弄髒的灰色地帶心裡還是會覺得很髒

無法感受到髒污被去除的踏實感，在一個一個探究弄髒的原因時，新的強迫思考又隨即產生了。

則是**僅僅覺得可能弄髒了就進行清洗的舉動**。

強迫思考可說是一種聯想的機制。就好比感覺被髒污的手碰到的地方也會跟著變髒那樣，宛如黴菌傳染。

手拿起手機、用這支手機傳出訊息、訊息再送到接收的對象那邊，人們會聯想出類似前述的傳染路徑。日本在明治時代剛引進電話的時候，據說有不少人都因為相信疾病會透過電話傳染而產生了電話恐懼症。這對於現代的我們來說或許就是個好笑的趣聞，然而對於懷抱不潔恐懼的人們來說，這可不是什麼有趣的話題。

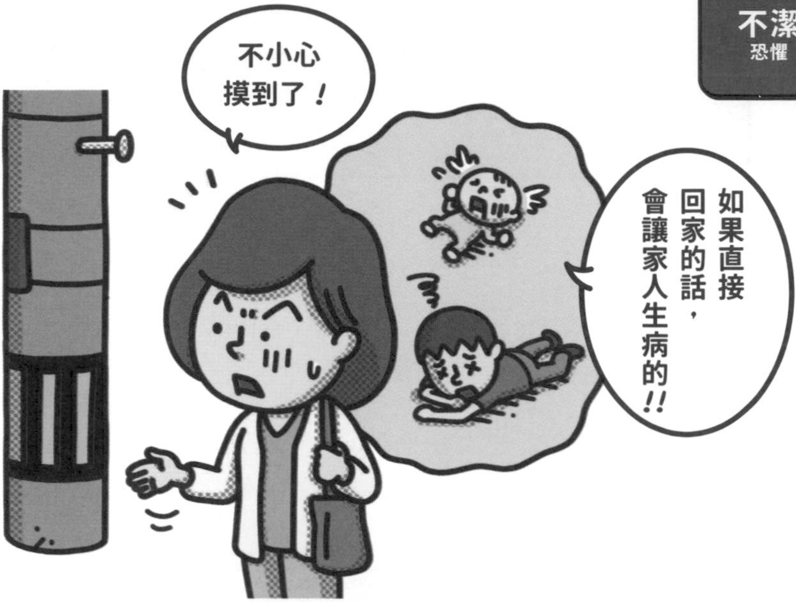
不小心
摸到了！
如果直接
回家的話，
會讓家人生病的!!

在希望保持清潔的場所打造出「聖域」

唯有這裡要**保護它完全不受到汙染的場所，就稱之為「聖域」**。住家、寢室的床或棉被、重視的書籍等，聖域也會因為對象不同而存在各式各樣的樣貌。有時太希望守護這些聖域，甚至還可能出現連自己的床都不會使用的例子。

不光是物品或場所，人們也會把重要的人視為聖域。舉個例子，曾經有人因為過度重視自己的孩子，所以後來就連抱抱小孩甚至一起生活都變得無法做到。

如果無法解除這樣的聖域，不但無法避免對生活造成的阻礙，也會無法構築良好的人際關係。

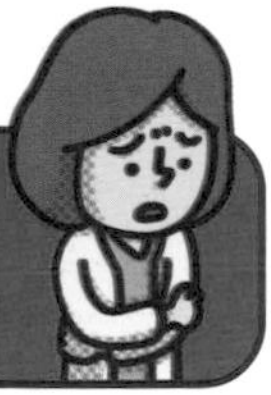

**不管再怎麼清洗，
還是沒辦法洗刷掉那種不自在的感覺**

不安 為了預防病毒感染，進行洗手、漱口等行為

不安 思考著如果傳染給他人的話，會成為被責備的對象

不安 即使病毒的流行已經畫下句點，不安的感受卻依然持續著

**某些案例中，明明是將病毒感染預防對策作為目的，
但是當那種行為不再具有必要性時，卻仍然無法停止該行為。**

從感染對策變化成強迫症的可能性是存在的

現今正逢新型冠狀病毒肺炎的流行期，於是孕育出推廣洗手或麵包店的夾子等用具不讓複數顧客重複使用之類的風潮。除此之外，也讓許多人萌生萬一自己確診又傳染給其他人，可能會因此遭受責難的不安感受。

以此為契機，即便新型冠狀病毒肺炎的流行在日後終止了，相信也還會有一些人無法放棄先前採行的感染對策吧。

當然，感染對策是很重要的。只不過，如果屆時採行該行為的必要性已經不存在了，卻還是無法停止的話，就必須考量罹患強迫症的可能性。

類型③

計畫
強迫

過度的謹慎會導致得不償失

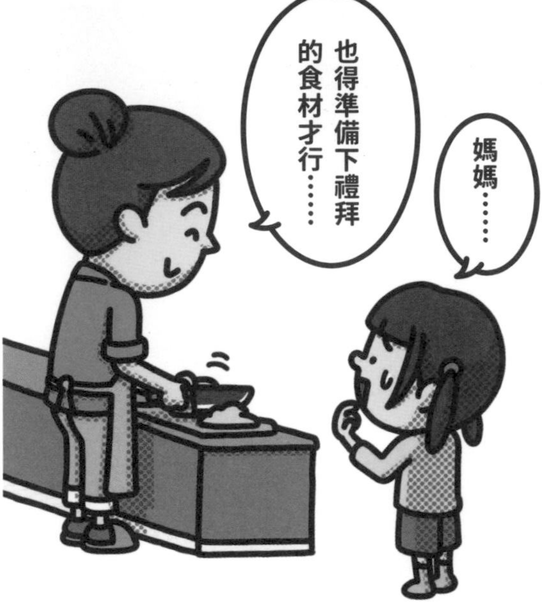

為了讓機會最大化，在腦海中進行模擬

計畫過頭，導致行動裹足不前的狀況，就是所謂的計畫強迫。人們會閱讀導覽書然後訂立計劃再外出旅遊、確認口碑之後再進行購物。這些乍看之下是很合理的行動，但是做得過火的話也會帶來麻煩的。

能讓人避免陷入計畫強迫狀況的就是後悔情緒。「那個時候，如果沒有○○就好了」，人們會為了避免這樣的後悔產生而制定計畫。

在**判讀後續狀況後才開始動作，必然會讓行**

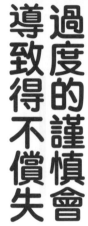

平時常見的行動如果次數過多的話，就會發展成異常的行為

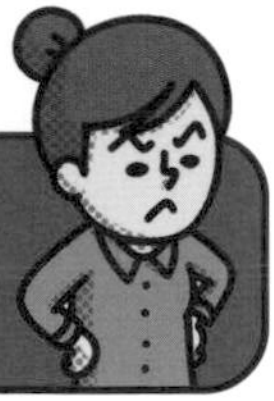

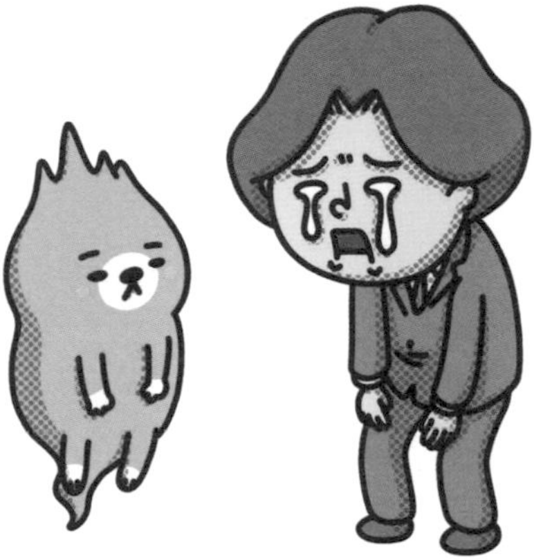

即使是平時常見的行動（正常），如果進行的程度過多過強，就會形成強迫行為（超出常理的正常）。例如工作能力很好的人會被人稱讚，然而工作狂的場合，很遺憾地就會被視為異常狀態了……

動延後，在這段時間內情勢也可能出現變化，這樣一來可能陷入又得捨棄制定好的計畫，從頭再來過一次的處境。

因為不擅長在無計畫的狀態下直接行動，所以每當接到朋友的臨時邀約時，在來不及準備的情況下，最後通常都會以「我就不去了」來婉拒。因此，就會成為無法和周遭人士步調一致的不穩定存在。即使有了採取行動的時間點，但是當事人會在何時開始動作，這個問題任誰也不知道。

在做出選擇的時刻，並不是任何場合都要理解一切的。例如升學、求職、選擇配偶等時候，沒有人能保證選擇哪一方就肯定會帶來成功。被計畫強迫箝制的人並不是憑藉「想做這個」，而是以「應該做這個」來動作的，所以被人告知「可以自由選擇」時，就會不知該如何是好。

類型④

加害
恐懼

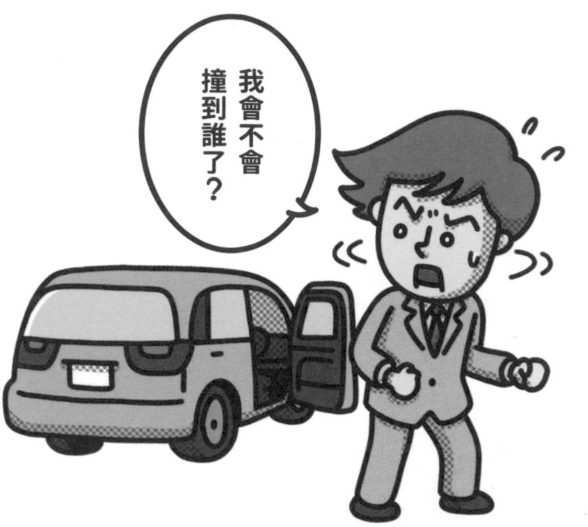

忍不住想像會不會因此傷害到誰

為了逃避不安而進行的確認，反倒促使了強迫思考的產生

懷有加害恐懼的人會被「會不會傷害到誰呢？」這樣的不安與畏懼給折磨，導致他們連外出都變得很困難。

舉例來說，搭乘電車的時候，有的人突然就會陷入「會不會傷到旁邊這個人」的擔憂，即便根本就沒這麼一回事，也會一直重複目不轉睛地觀察確認等行為。另外，自己開車的時候，如果聽到了什麼聲響，便會感受到「是不是撞到人了啊？」的不安，然後折返

心裡想的事情和行動混淆在一起，因而失去理性，讓內心的確信更加擴大

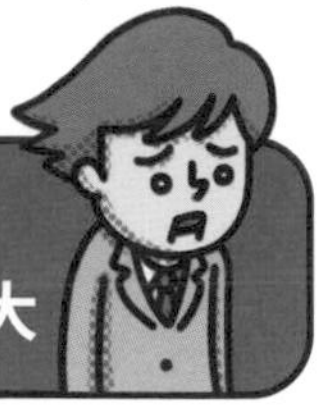

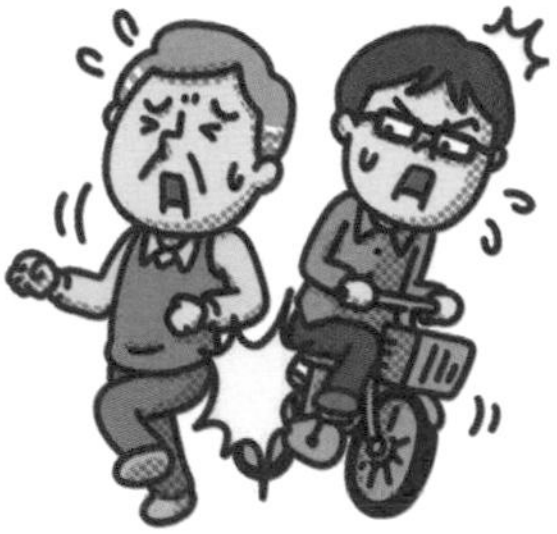

Thought-Action Fusion

這是被稱為「思考行動混淆」的一種認知傾向。即使能理解這件事在現實中並沒有發生，但是在重複思考的過程中強化了不安感，最後導致理性折服，讓自己認為真的發生過這件事。

剛剛聽到聲音的地方，確認有沒有人倒下。更嚴重的例子是，曾有人甚至因此跑到派出所，詢問是否有接到發生交通事故的通報。

為加害恐懼所苦的人，即便心裡很清楚實際上根本就沒出事，但**就是會出現事情確確實實發生的感受**。這便是此類型的特徵。

只是他們可以對強迫思考理解到一定程度，在內心明白「這件事不可能會發生」的前提下，在外頭會隱藏自己擁有這種傾向。但另一方面，他們在家裡的時候就無法隱藏了。和家人同住的場合，甚至還可能把家人一起牽連進自己的確認行為之中（關於「牽連家人」請參考P. 120）。

類型⑤

感覺
強迫

身體稍微有點異樣就變得極為在意

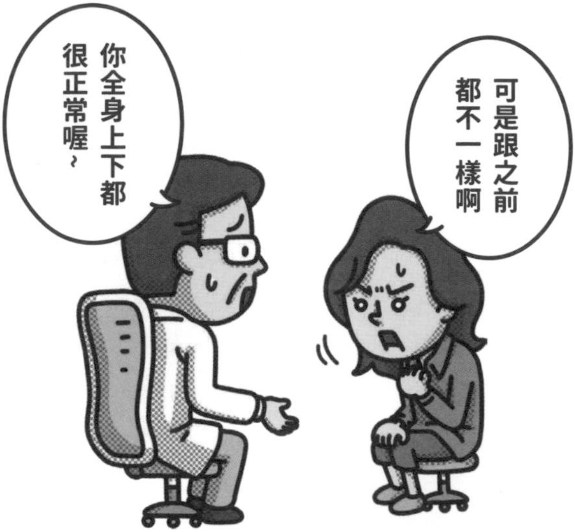
可是跟之前都不一樣啊
你全身上下都很正常喔~

越是想要去控制，身體就更加失控

會對自己身體的異樣感過度反應，就是感覺強迫的特徵。對姿勢、身體左右的平衡、呼吸的方式、牙齒的咬合狀況、腸胃的蠕動方式等感到「咦？好像跟平常不一樣」之後，就變得無法無視那些細微的異常感。另一方面，他們對於受傷這種能釐清理由的疼痛卻能毫無動搖。

太過在意，所以很想知道造成異常感的原因，但即便去了醫院，也找不出哪邊有問題。

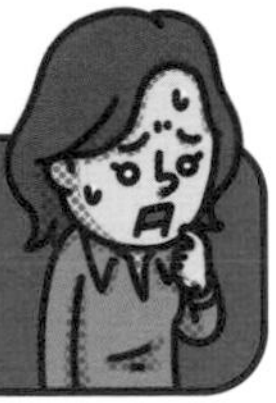

原本能自然運作卻變無法辦到，進而必須對其做出應對後，反而產生不良循環

○ 容易形成強迫症的身體反應

- 汗、皮脂
- 便祕、腹瀉
- 腹部的聲音
- 呼吸
- 牙齒咬合、下顎的活動方式
- 姿勢
- 水腫

有很多在意的部分都位於身體的中心。牙齒矯正、整體、多汗症的治療等狀況則是會讓人被去除異樣感的誘惑給驅使。

當事人越是想試著治療身體的異常或偏差，就反而增添更多無謂的憂慮。其中甚至有人過度在意牙齒的咬合，因而把一口牙全都拔掉了。

感覺強迫就和其他的症狀一樣，人們**為了不讓這樣的異常感持續下去，但越是想方設法，那種異樣的感受就更加強烈**。例如擔心睡覺時會不會因為鼻塞而無法順利呼吸，所以藉由改變睡姿等方式來應對。只不過越是想處理便越介意鼻子的狀況，導致自律神經促使血管擴張，使得鼻子更加不通暢了。

當你開始控制身體的反應時，原本自然能運作的活動開始受阻，於是就演變成必須予以對應的狀態，然後因而陷入了不良的循環。也就是說，**放棄至今一直握在手中的掌控權，就是展開治療的第一步**。

類型⑥

不完全嫌惡

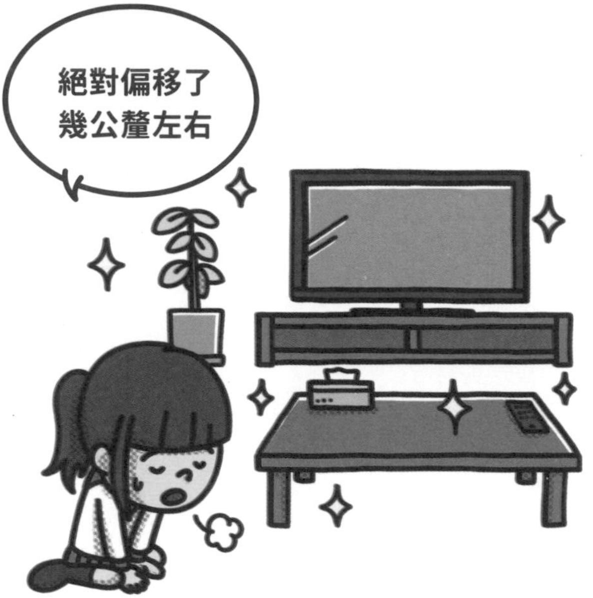

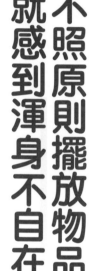

不照原則擺放物品就感到渾身不自在

只要有一項被打亂了，就會介意到無所適從

書本要按照集數依序排列、盤子要照尺寸大小疊起來、鑰匙則是放在這裡，就像前述這樣，每個人都有個人特有的規則。而**過於拘泥於想要整理到自己可以接受的狀態，也是強迫症的一種**。

這種不完全嫌惡之中，也存在著對「行動次序」的不完全抱有介懷的情況。例如很在意念書時的步驟或文字的書寫方式，會一直重寫到自己能接受為止，這個過程會導致無

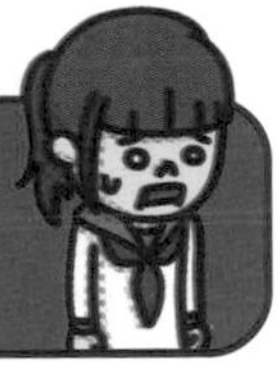

被自己制定的規則給支配，就好比把自己關進自己設下的牢籠

○ 規則支配行動的特徵

1. 不會對規則所述的行動感到遲疑，會立刻實行
2. 只注意和規則一致的情報
3. 比起現在這裡發生的現實，規則更為優先
4. 失去心理面的柔軟性，變得很拘束

↓

法律等社會規制是符合人類取向的。
患有強迫症的人對於規則是無法等閒視之的。

法好好用功。因為**規則的根據來自於「自己是否覺得合適」**，所以也會因對象不同而出現多樣化的差異。以人為例，一旦患者開始在意起對方，包含對象的身體和思考在內，像是皮膚的斑、身體的動作方式、腦袋模糊不清的狀態等，都會因為和自己的規則牴觸而變得難以忘懷。相反的，難以成為對象的就是位在遠到難以看見的場所之物，以及天候或天地異變之類的災害。因此也可以這麼說，正因為有可能被控制，所以才會引發他們的在意。

　這種類型的人，雖然擁有在工作或課業都能妥善處理的這一面，能獲得很高的評價，但是物極必反，也會讓他們沒辦法發揮既有的能力。同時也可能出現將自己的規則強加在周遭的人身上，讓團隊工作變得窒礙難行。

類型⑦

忌諱
恐懼

遇上感覺不吉利的存在就異常地想躲開

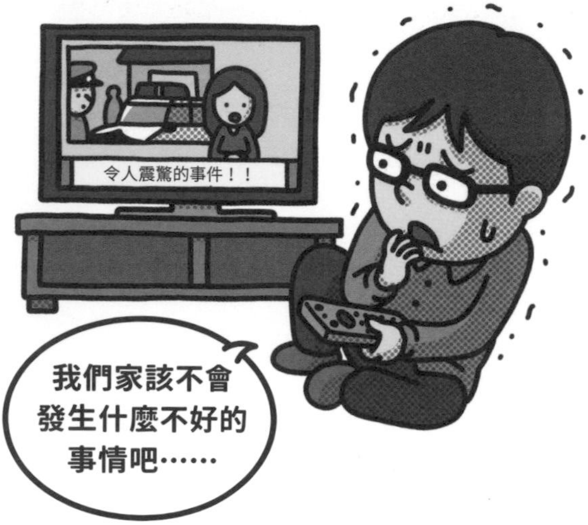
令人震驚的事件！！
我們家該不會發生什麼不好的事情吧……

因為不吉利的預感而心神不寧，不禁認為這件事真的會在接下來發生

「黑貓從面前走過」、「烏鴉對著自己鳴叫」等「是不是有什麼壞事要發生了？」的思維一閃而過，就在腦海裡揮之不去了，這就是「忌諱恐懼」。

在電視上看到殺人事件或交通事故等灰暗的新聞、看到被視為不吉祥的「黑色的東西」、能聯想到「死亡」的數字「4」，以及任何聽了就會聯想到死亡的同音字時，許多人就會被不安給支配。

因為忌諱而朝著不好的方向去想像，接著就展開了異常的行動

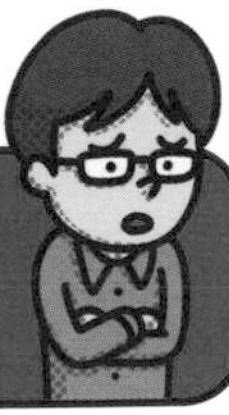

不安 看了悲慘的事件或事故的新聞，感受到不祥的預感

不安 不幸的事態會不會降臨到自己或家人身上，這種想像開始膨脹

不安 無法將不安驅趕出腦袋，因此不斷地進行求神問卜和否定不吉利的思考等異樣的行動

即使擔心暫時獲得解消，但下次感受到不安時又會重複進行一連串的儀式行為。

一旦被這樣的憂心給纏上了，就會讓人想要**進行能消除不吉利的印象或思維的儀式**。像是誦念經文、撒鹽等各式各樣的行為。忌諱恐懼的發生，是因為人們在遭遇某種預兆之際浮現的印象或身體反應成為了導火線，所以並非一定是跟當事人的信仰有關係。

除此之外，強迫思考會在家族的大日子或重要的交涉場合等不希望它出現的時候現身。這時要是跟不吉利的印象重疊的話，就好像腦袋裡的一角染上了一處黑墨水的感覺，令人很想清除它。從希望好好洗刷乾淨，讓大腦恢復一片清爽狀態的這一點來看，應該也能稱之為腦海中的洗淨強迫吧。

類型⑧

不道德
恐懼

明明沒有犯罪，卻懷抱著罪惡感

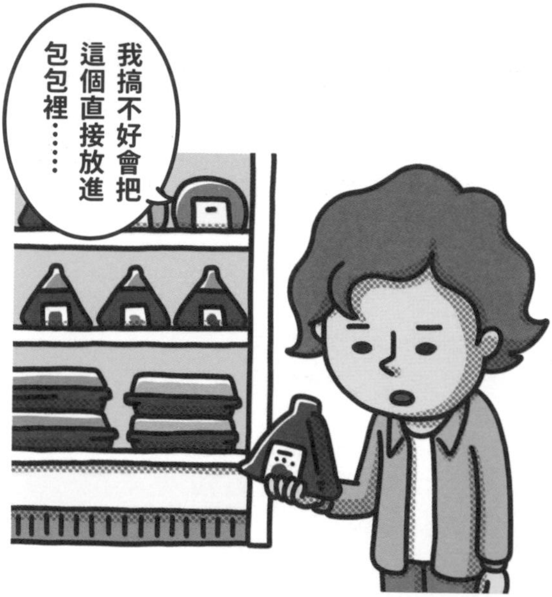

為了從不安之中逃離，反倒將第三人給牽連進來

該不會做了什麼不道德的事情吧？像這樣在腦海不斷地回顧就是特徵所在。是不是外遇了呢？是不是和丈夫以外的人懷上孩子呢？類似這樣的強迫思考會將人們給束縛住。**而此類型的強迫行為，就是向某個人坦承自己所犯的罪行，以及懺悔和謝罪**。因為無法繼續欠缺嚴謹的思考，所以進行這類強迫行為就能獲得暫時的放鬆，但接著又會湧現輕率的想法，陷入惡性循環。

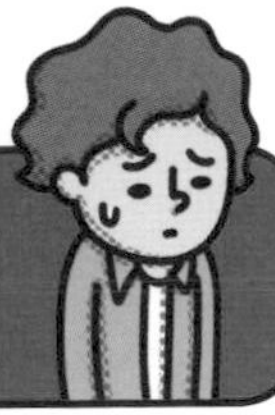

不由得想像著不當的行為，認為自己有可能真的會這麼做

不安 如果偷了這個商品會怎麼樣呢？

不安 心裡想著這種事情的自己，跟犯罪者沒有區別

不安 認為如果逃離這種思維就能變輕鬆，是不是也是犯罪呢？

即使是稍微浮現的想法，也會在不斷地鑽牛角尖之下，無止盡地成為更接近漆黑的灰色地帶。

和不道德恐懼很相似，世間也存在著畏懼幸福的症狀。這被稱為幸福恐懼，也就是某些人在感受到現在的自己很幸福的同時，隨即就被未來或許會失去幸福時光的不安給侵襲了。至於「自己的幸福是建立在他人的犧牲之上」、「幸福的背後有不幸在等待你」等想法，就會形成強迫思考。

對只有自己獲得幸福感到抗拒、自己是否做了會感到內疚的事，這一類倫理觀念是靈長類擁有的原始情感。為了變得幸福、為了守護幸福的狀態，強迫症症狀就會在排除障礙這一點顯現。為了守護而拚盡心力，但是卻在感受到幸福的瞬間又一閃而逝，真的是相當諷刺的狀況。

類型⑨

強迫性
緩慢

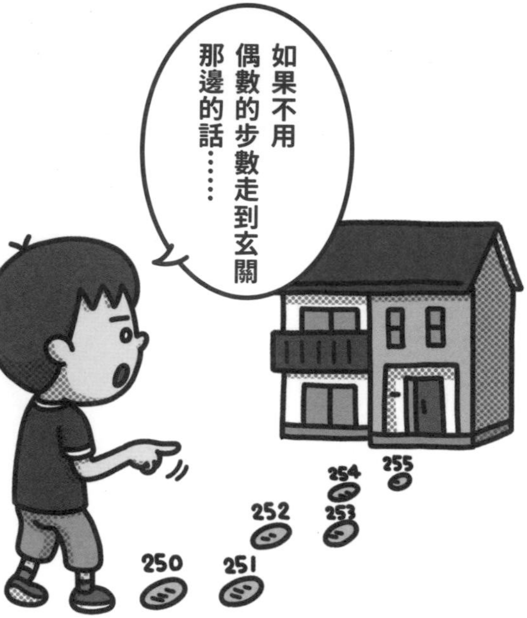
如果不用偶數的步數走到玄關那邊的話……
250
251
252
253
254
255

想得太多，結果遲遲無法拿出行動

在盡是強迫思考的世界裡，會讓人陷入走投無路的窘境

強迫性緩慢，是指看上去因為腦海中的強迫行為，導致行動因此中止的狀態。對強迫性緩慢的人來說，總是會湧出無數的強迫思考。例如早上還在棉被裡面時，就會思索「今天該做些什麼」、「要怎麼跟家人打招呼」、「要怎麼從棉被裡出來」等計畫，就讓行動延遲。

同時出現的大量強迫行為，也是讓他們動彈不得的原因。從離開棉被的動作開始，還

一旦在內心進行檢查，就會接連出現的確認，導致無法推進到下一個行動

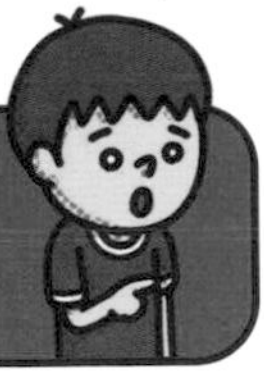

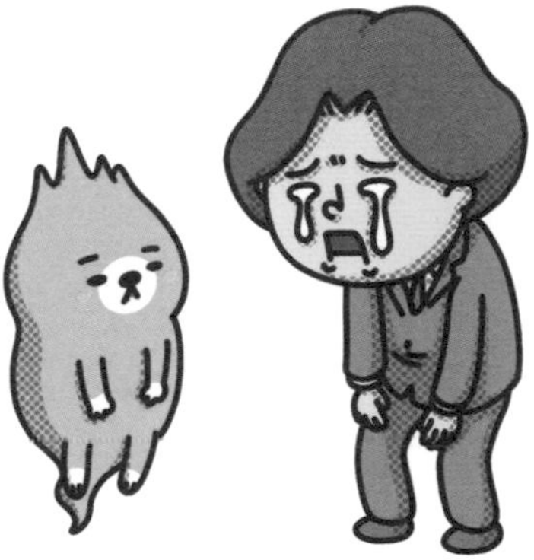

內心檢查

藉由著納入自身思考的子結構，來進行確認的行為。在心中先確認一次，然後對前項進行二次檢查，接著又再對二次確認進行檢核。

會出現進食方式、說話方式等多種細微的強迫行為，如果順序被打亂了就會從頭開始，因而對生活造成了影響。

罹患強迫症的人，會具有多工處理的傾向。才剛開始對應某件事，接著就馬上著手其他的事情，使得作業效率降低。

活動下滑不光是因為強迫性緩慢的關係。如果強迫症惡化的話，在起床的過程中會被強迫思考給追著跑，因此會讓人出現「用睡覺逃避」的反應。這和一些人在面對某些事情的死線時，會想著先睡一覺、醒來再說的想法很相近。但是，我們無法一輩子都用睡覺去逃避，這對根本性的改善，一點幫助也沒有。

類型⑩

收集癖（囤積症）

沒辦法丟棄東西，結果全部囤積起來

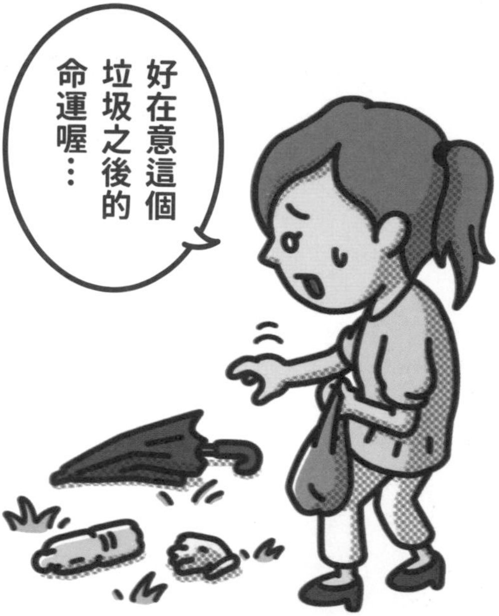

對於將潛藏在垃圾山中的寶物丟掉的悔恨感抱持恐懼

不僅僅是家裡，就連外頭也是東西一堆，已經對日常生活造成困擾了，卻還是無法丟棄東西。讓這類人淪陷的就是「收集癖」。他們因為**被囚於「或許有一天會派上用場」**、**「丟掉的話可能會後悔」**等不安，所以會囤積收據、公共費用的單據、食品的包裝盒或罐、報紙或雜誌等物品。還有人的皮夾被過期的折價券和收據給擠得滿滿的，只因為和前述東西相比，鈔票每張都一樣，所以不保

對於後悔之事感到畏懼，所以即使想丟，也無法丟棄

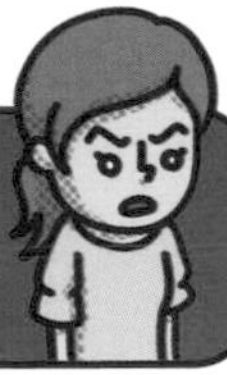

不安 覺得哪一天會派上用場，所以不丟掉

不安 雖然想丟，但或許裡面會有重要的東西

不安 路邊的垃圾，或許其實是重要的東西也說不定

和「沒丟掉真是太好了」這種後悔情感相互拔河，丟垃圾這件事就會被往後延了。

留也沒差。這種和金錢價值無關的理由，也是特徵之一。

另外，這一類人還有很多類型。明明頗有積蓄，卻會在超市等特賣時大採購大屯貨的人、看到路邊的瓶罐會在意起「這些垃圾之後會怎樣」而撿回家的人、一一收集數位情報的人、對人孔蓋和水溝中的狀況很在意，持續拍攝照片保存的人。

只不過，把自己家變成垃圾屋的人裡頭，也存在**並非罹患強迫症，而是被診斷為注意力不足過動症的人**。他們雖然有丟掉的打算，但是從小就不擅長收拾整理，所以才會將丟棄垃圾這件事不斷延後。

類型⑪

雜念
強迫

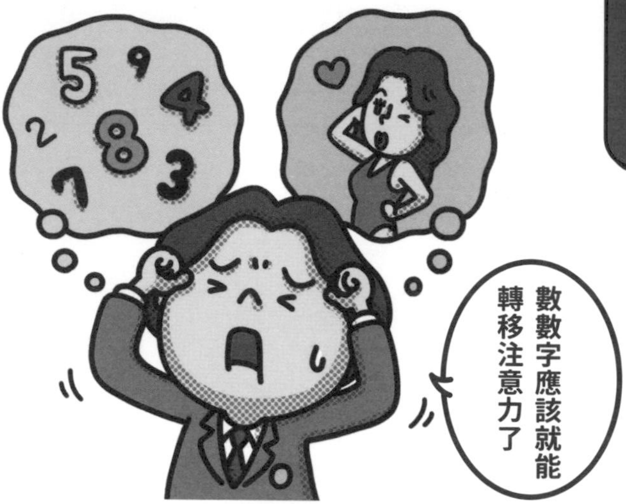

被腦海中浮現的無意義事物給束縛了

希望集中精神，但只要被打斷就變得無法控制

明明努力專注在工作、學習、家事等方面，但是毫無關聯的事情卻接二連三地在腦海中湧現，讓精神難以集中在原本的作業上……這種症狀就稱為雜念強迫。雜念的內容，從暴力的印象到猥瑣的妄想、該場合不適切的輕率想法等，盡是些你不希望它們出現的念頭。而且不是只有白天，就連晚上睡覺前也會碰到它們，甚至還可能出現在睡眠中的階段。當你**越想排除這些雜念，就更會接連不**

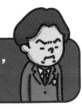

越是想要對抗雜念，它們就更加強勢，在你不希望被妨礙的時刻發揮威力

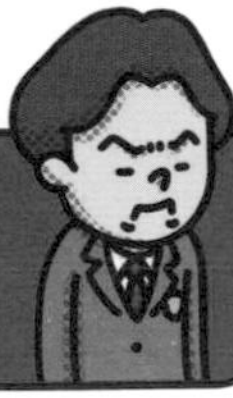

○來試看看能不能集中精神吧！

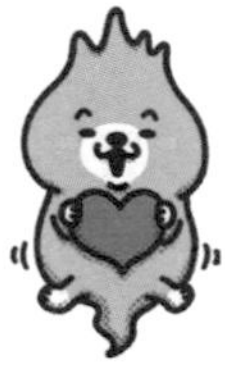

現在開始的1分鐘內，請試著不要想起這本書的任何內容。絕對不能想到喔。如果想到的話就會發生不好的事！

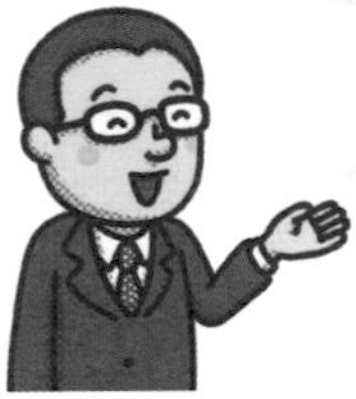

你能做到這1分鐘內都不去想嗎？是不是不經意地想到了呢？

斷地湧出。

在治療者之中，某些人是因為和過去的體驗有所連結，因而產生陰影的關係，但並不是找出可以接受的理由，就能讓雜念停止的。雜念這種東西，是越**去對抗就會更加強勢的存在，所以停止對抗的念頭，就是治療的第一步**。

和這種雜念強迫擁有相似機能的症狀就是聲音嫌惡。某些時候，人們會開始介意特定的聲響，像是自動鉛筆在紙上書寫的聲音、特定人士的咳嗽聲、爬樓梯的聲響等，這些一般人不會留意的生活聲音會讓一些人出現過度反應。而且越是不想在意它們，介意的意識就更加顯著，並且在你不希望被打擾的時候發揮強大的威力。

類型⑫

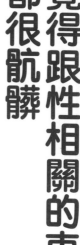

性
強迫

覺得跟性相關的東西都很骯髒

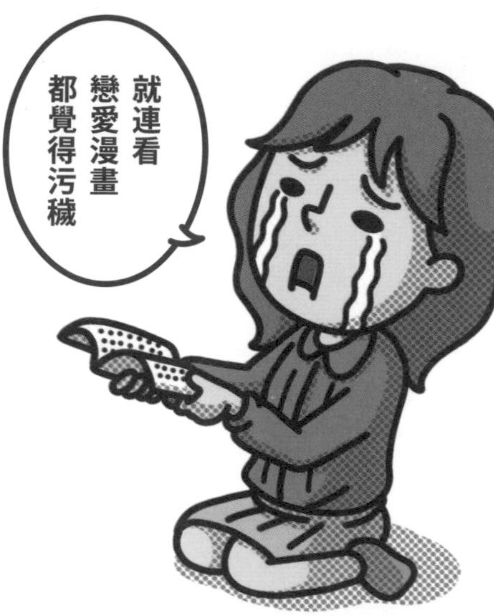

從青春期的萌芽中誕生的不安

進入青春期，對性的需求萌芽後，男性會勃起或射精；女性則是會經歷初經。這在成長的階段是理所當然的事情，但過去曾出現一股認為公開討論性話題並不妥當的風潮，**這讓一部分的人對性器官或性慾抱持著厭惡感，因而發展成強迫症**。

舉例來說，聽到朋友會進行自慰，就會不想觸碰對方的手，還會執著於洗手。還有女性因為對經血或性器官分泌物過度地嫌惡，

想結合社會的規則或自身的信念來藉此進行調整的話就太過勉強了

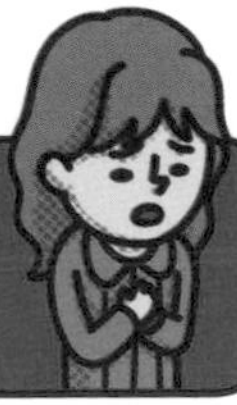

○ 強迫思考的事例

- 因為性的聯想，迴避和他人的接觸
- 夢遺後覺得周遭會認為自己很骯髒，所以會長時間沖澡
- 認為碰到異性的手就會懷孕
- 厭惡經血或性器官的分泌物，一直使用衛生棉
- 懷抱著可能會遭受性騷擾或性犯罪的不安

所以一直使用衛生棉。對於同性戀人士，也有某些人存在著性騷擾、偷拍、性犯罪等錯誤的強迫思考。

因為是希望迴避性相關話題這件事，所以即便是因為排斥什麼而去洗手，周遭的人也不會意識到這點。成年之後，**和性相關的印象或思考會隨之湧現，內心越想擺脫，相關的思考就會變得更強烈**，也曾出現部分人士甚至因此放棄升學或就業的案例。

性慾也是人類自然情緒的一種。如果要將它拿去結合社會規則或自身信念來調整的話就太勉強了。不要只是遏止，藉由接納這種方法來分散也是必要的。

類型⑬

倒帶
強迫

即使一再重複、一再確認，大腦就是記不起來

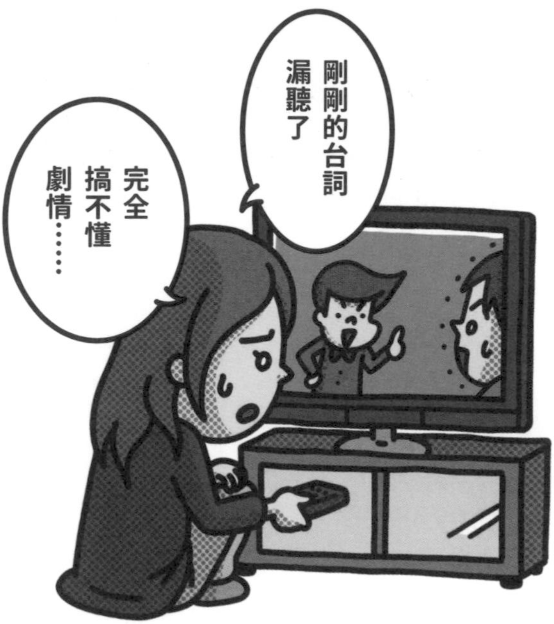

想要好好去理解的這種心情反而成為枷鎖

在讀書或是看影片的時候，覺得自己沒有完全理解內容，所以持續不斷地重看的症狀也是強迫症所導致的。基於聽完後很難理解、看的時候很辛苦、無法理解故事等問題，接著就會宛如倒帶般進入確認作業。另外，**日常生活中，也會於意識到「是不是忘記什麼重要的事了?」之後，將記憶倒轉後重播，**開始探究讓人感到「咦?」的原因。

開始展開思考，通常都發生在結束當下的

即便集中在一件事物之上，卻被「遺漏的事物」給箝制了

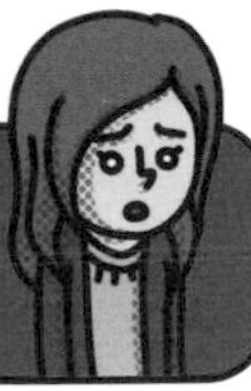

○ 患有強迫症的人容易無視的事情

1. 地震或颱風等自然災害
2. 已經為大家所知、過去的失敗或黑歷史
3. 當下介意的強迫思考之外的強迫思考

↓

確認機制會全速啟動，讓人感到不安

作業、正在喘口氣的時刻。讀完一段文章，或是翻頁的時候會啟動自動回顧機能，陷入反覆確認的囹圄。當下無法立刻確認的場合，就會先暫緩確認作業，讓自己先把這件事記起來。這個動作就像是把寫下「何時、何地、確認何事」的便條紙貼在大腦內那樣，然後讓腦海中到處都是便條紙。

除此之外，罹患強迫症的人因為會有過度集中在一件事物上的傾向，以致於遺漏周遭多餘的情報，因此會使得**檢查是否遺漏重要資訊的確認機制全速啟動**。強迫症的症狀也可能會潛伏在被當事人無視的部分之中。

類型⑭

順序強迫

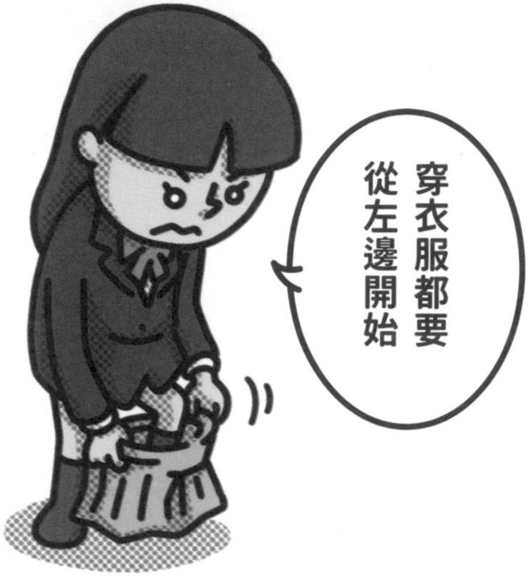

無法偏離已經決定好的順序

不擅長自由行動，以自身意志走進了牢籠之中

手洗乾淨後就去吃飯、上完廁所後就洗澡，大家會不會像這樣決定好行動的順序呢？換成工作、讀書、做家事等場合，也都會想照同樣的順序進行。如果這種拘泥程度有所擴張的話，就變成會從早上起床時就決定好接下來的行動排程了。但因為如果不能照原本的規劃進行，就會想從頭再來過，因此會消耗不少時間，再加上很難對預想之外的狀況有效應對，問題也會隨之產生。

無法照心中所想的進行就要從頭再來，不僅費時也很難處理預想之外的事情

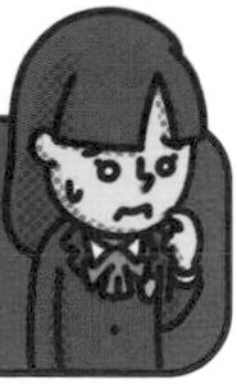

○ 確認看看平時的行動吧！

皮夾
- 鈔票的都要同一面朝著前方
- 放卡片的地方是固定的
- 鈔票和卡片都只放 1、2 張

飲食
- 遵守先吃蔬菜、碳水化合物最後吃之類的進食順序
- 以三菜一湯為菜單基準
- 每次都坐在同樣的位置吃飯

將來
- 大學畢業後就去工作
- 結婚之後就準備生小孩
- 治療完強迫症之後就復學、復職

↓

被順序給束縛的話，就可能因此錯失預期外的機會。

其實這種類型的人並沒有按表操課的自覺，有時甚至不會感受到什麼不便。所以大多會**在無意識之間制定出順序或排程**。另外，還會出現很多像是要走在道路的左側或右側、行走的路線、數著某項特定的東西等細微的原則。

率先注意到這類順序或排程的，通常都是當事人周遭的人。這種類型的人不擅長配合他人的步調來行動，所以很多情況下，身邊人士都會對此感到困擾。大體上來說，人類即使被指示要遵照某人的決定來行動，大多也只會在別人注目時遵守而已。因此，如果**在別人沒有持續關注的情況下，卻還是依循相同的順序來行動，就必須評估是否罹患了強迫症**。

類型

其他的強迫

強迫的種類無限多，還存在著併發的案例

強迫症可能會成為起因，導致其他的併發疾病

強迫行為也**可能誘發所謂的健康傷害**。有些例子經常伴隨著進食障礙出現。例如曾有在意血糖值的糖尿病患者每天要測上幾十次的血糖，還有覺得自己咬合有問題的人四處去牙科求診，弄到牙齒都沒了。這些案例都**沒有察覺到自己有強迫症**，因此也對身邊的人們帶來了困擾。

因此危害健康的案例

過度的健康取向

當內心開始萌生「想變健康」的念頭，接著就會陸續出現「想變得更健康」、「絕對要讓自己健康無比」等心理變化，然後就只食用自己認定的健康食材。這麼一來，可能會發生營養不均衡的情況，或是因為排斥聚餐而危害到人際關係。

和飲食或運動相關的拘泥

把食物剩下來很失禮、會遭天譴之類的理由，會讓人養成把食物清光的習慣，使得體重增加。運動方面也是，曾有人每天早上都要跑個幾公里，這個習慣持續不間斷，即使因為身體因素被醫師阻止也不願意停止。

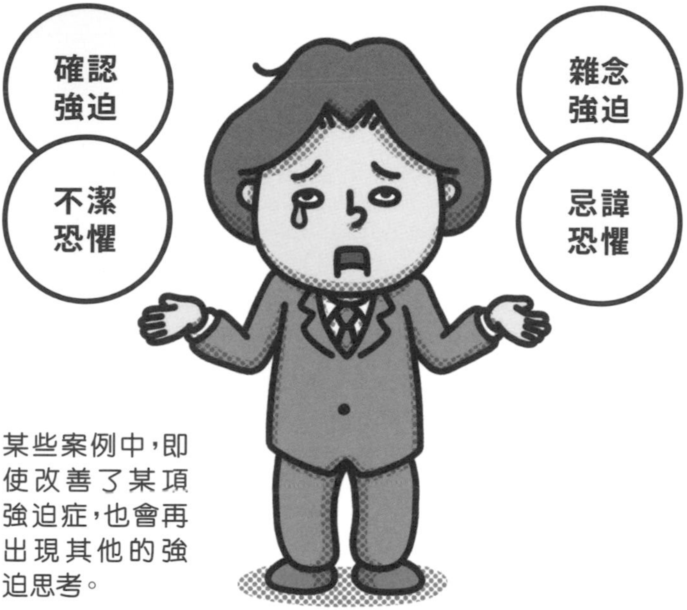

某些案例中，即使改善了某項強迫症，也會再出現其他的強迫思考。

複數的強迫思考會理所當然地在同一時間顯現

不光是可能併發其他的疾病，在大多數的場合，是複數的症狀會一起出現。舉例來說，「確認行為」會伴隨「加害恐懼」或「不完全恐懼」而起、「洗淨行為」則是有隨著「不潔恐懼」出現的傾向、「加害恐懼」的人為了不讓自己的髒污影響到別人，會堅持使用自己專用的浴室，同時甚至還會謹慎地確認「不潔恐懼」的人有沒有用過他的浴室。

除此之外，很多時候**症狀會因應人生階段而有所變化**。例如小學生時代是「不潔恐懼」、中學時代是「不完全恐懼」和「確認恐懼」、出社會後是「不道德恐懼」或「收集癖」等案例。

我改善了！

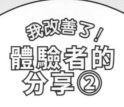

體驗者的分享②

「治療的失敗經驗改變了意識」【男性・不潔恐懼】

我該不會得了不潔恐懼吧……這樣的煩惱在成年之前都完全沒有意識到。而且，克服這個疾病，我整整花了8年的時間。發病的契機，是我經營的公司中的某個員工行為。那個人是個不愛乾淨的人，而我開始察覺自己竟然對他碰過的文件或門把感到抗拒。隨著時間經過，症狀的影響範圍也跟著擴張。雖然我嘗試了好幾種治療方式，意圖改善這個問題，但是惡化的症狀卻繼續侵蝕著我的身心。

就在某一天，我去診所接受了「3日集團集中療法」，接著就出現了讓人訝異的改變。只不過時間過了半年左右，症狀又再次惡化了，原因則是危機意識的下滑。要改變習慣或頑固的思考方式真的不是那麼簡單的。因為有了前次的經驗，我在接受了第二次的集中治療後，症狀可說是改善到幾乎痊癒的階段。今後，我覺得必須要抱持「正式的治療開始了」這樣的想法，並且將這個亦是維持下去，對自己來說會是比較好的。

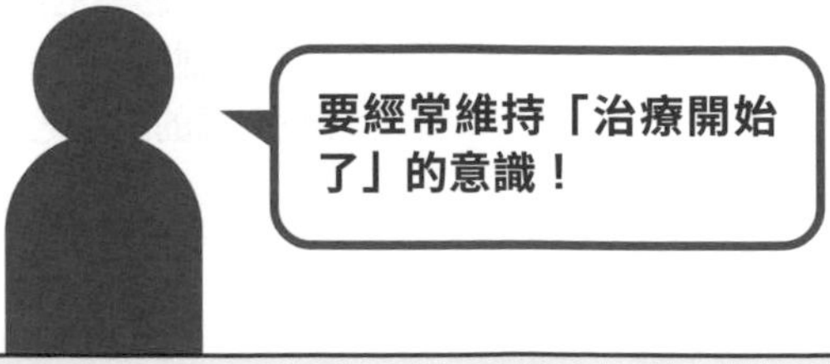

第2章

原因與治療

為了改善強迫症，
認知行為療法和藥物療法都是必要的。
此外，本單元也會解說對改善有所影響的要因。
請正確地掌握症狀和對應方法，並且對專業機構的治療和
自己進行的療法進行更深一層的理解吧。

原因

發病的契機

強迫症是有契機的？

並不是在發病的時間就能接受診斷

發病

5～6歲最多

根據某項調查資料，很多案例是在幼少期發病，以5到6歲為高峰，然後在20歲左右下滑，在這之後的發病案例就變少了。

大多無法察覺發病的契機

↓

求診

人生的重要階段成為契機，正式面對強迫症

可能是人生的重要階段，也可能是毫無明確契機的場合

入學、轉學、搬家、就業、結婚、生產、死別等，當我們碰上人生各階段的重要大事時，無論是誰多多少少都會抱持不安或壓力。憂鬱症或焦慮症很多時候都是以此為契機發病的，但若換做是強迫症就會有點不一樣。毫無不安要素的「**好事**」**也可能成為契機**。例如添購新車、成功考上第一志願等場合，一旦出現好事就會讓人開始防備，而強迫的反應應該可以說是這種防衛本能過剩顯露的

可成為求診契機的重要時刻

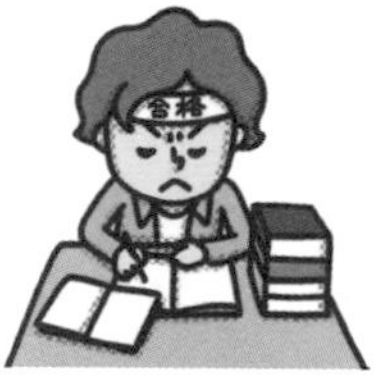

考試
過於努力用功，會讓效率降低。

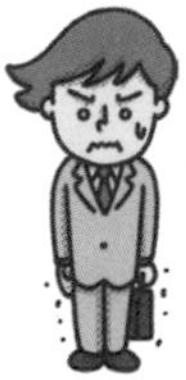

晉升
因為不知是否能做好的工作而感到壓力。

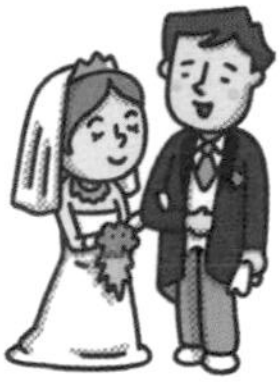

新居
想要守護新建立的家庭。

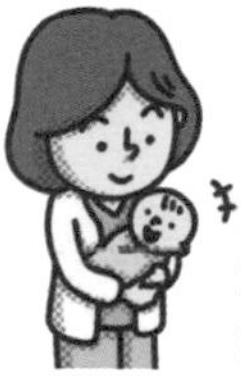

生產
生活節奏的變化和對孩子的責任感會讓精神緊繃。

情況。

像是地震這類天災或重大疾病、死別等明顯是當事人無可奈何的情況發生時，和其他疾病的患者或正常人相比，倒不如說他們還更會出現冷靜應對的傾向。然而，一般人會聽過就算了的稀罕事件，或疾病相關新聞等很少發生的事情，他們卻會很在意。

或許大家都想知道改善強迫症的契機為何，但**能否治好其實和契機的有無之間是沒有關聯的**。這一點在心裡創傷上也是相同的道理。為了治療，相較於找出到底是哪邊不對勁，「今後應該如何行動」這件事是更加重要的。

原因

強迫與腦科學

即使血清素不足也不會生病？

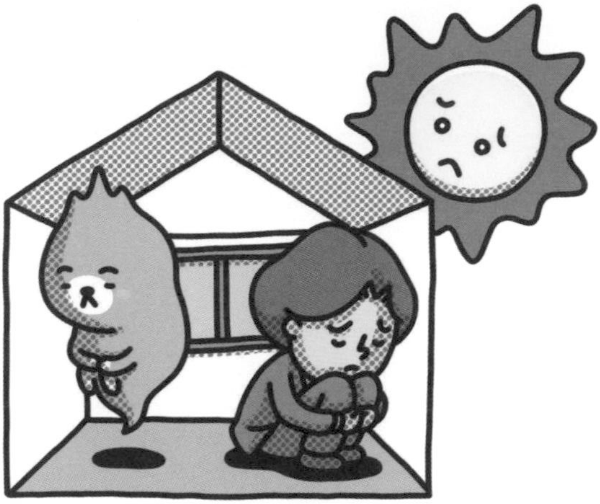

血清素

是超過20種的中樞神經系統傳導物質之一，而且不光是大腦，也和腸道運動等有關。

並不是大腦運作狀況不佳，實際上是工作過頭了

強迫症有著很長的歷史，但被視為可治療的疾病其實是最近的事。改變它無法治療印象的貢獻者之一，就是SSRI（選擇性血清素再攝取抑制劑）。SSRI擁有增強腦內血清素運作效益的作用，對於憂鬱症和恐慌症也有效果。

那麼，只要增加血清素的量就能治好嗎？答案是否。**血清素的原料是必需胺基酸的一種：色胺酸，即使攝取含量豐富的食材或健**

強迫症患者的大腦狀態

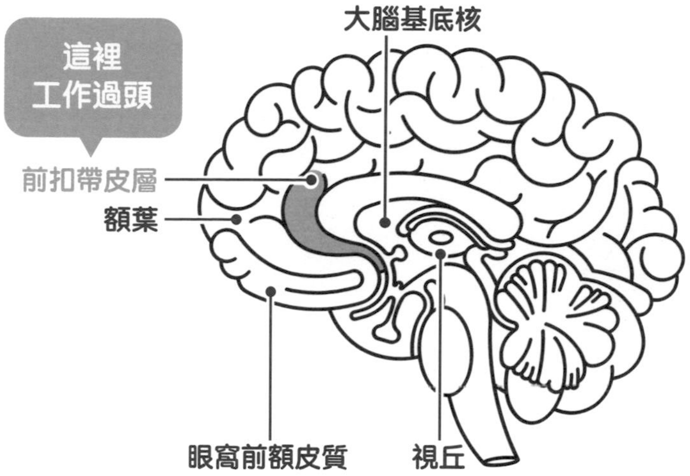
大腦基底核
這裡
工作過頭
前扣帶皮層
額葉
眼窩前額皮質
視丘

康食品，也無法治療強迫症。相反的，就算出現血清素不足的問題，也不會讓病情惡化。關於藥物的效力，就連精神醫學界也還沒有辦法給出答案。

最近已經可以測量活動中的腦部運作狀態。一般認為如果生病的時候，就是某個地方的運作效果不佳、有所怠惰，但**強迫症剛好相反，是特定部位過於活躍所導致**。

前扣帶皮層的作用是發現錯誤，再通知整個大腦，所以會在患者的這個部位發現過度運作的情況。而想要制止強迫行為時也是這個部位在運作，因此會招來惡性循環。基於這個原因，必須要運用大腦的其他部分，促使整體的活性化。

安全的生活

和平的社會和大腦的運作錯誤有所關聯？

強迫症與大腦自我防禦系統的關係

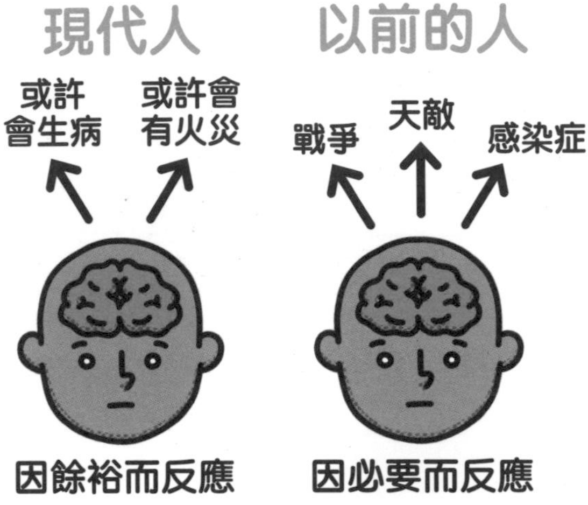
現代人
或許會生病
或許會有火災
因餘裕而反應
以前的人
戰爭
天敵
感染症
因必要而反應

大腦自我防禦系統的過度反應即為原因

為什麼人類會罹患強迫症呢？一般認為其中主要的原因之一，就是大腦的自我防衛系統反應過度了。

身體為了保護自己免於病毒等危機的傷害，因此會藉由產生抗體等方式來提高免疫力。在大腦中，也發現了類似這樣的運作機制。察覺到危機後，就會展開保護身體的行動，日以繼夜地努力。

自古以來，人類就會敏銳地感知到各式各

方便又安全的社會讓自我防禦系統失序失衡

原因 1　**安心、整潔的環境**

因為沒有戰爭、還有疫苗，環境整潔，所以會對細微的事情產生過度反應。

原因 2　**便利性高的生活**

因為便利的生活帶來時間上的餘裕，所以會讓人思考多餘的事情。

樣的危險，然後採取保護自己的行動。只不過，和過往相比，現在已經是極為安全且便利的社會了。幾乎沒有被野生動物襲擊或捲入戰爭的危險，就連食物也能輕鬆地在便利商店買到。然而，即便是身處在這樣的環境，還是有某些人的大腦會為了預先迴避危險，而一直讓防禦系統全力運轉，像是儲備消耗品一樣蓄積行動能量，以備不時之需。

因此，只要是關係到**疾病或火災等狀況，就算只有些微的危險性也會令人感到龐大的不安，於是便重複過度洗手、過度確認門窗等行為**。對防禦系統來說，必須被防範對象的存在是必要的。

原因

環境

有遺傳或家庭環境成為要因的案例嗎？

雖然也跟遺傳有關，但絕對不能說是「必然」

關於強迫症和遺傳的關係，人們提出了各式各樣的研究報告。**以現階段來說，強迫症患者的一等親之中，存在強迫症疾患的機率是一般人的2倍**。若是幼兒期發病患者的一等親，機率又會更高。但是，這並不表示「父母罹患強迫症，就一定會遺傳給孩子」。

父母有強迫症的話 小孩罹患的機率也會提升

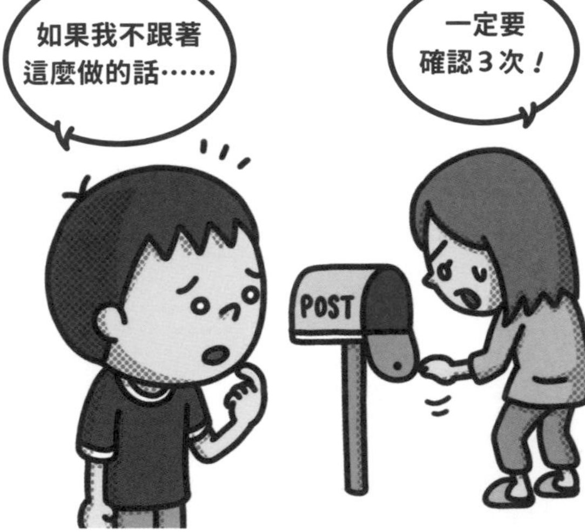
如果我不跟著這麼做的話……
一定要確認3次！
POST

強迫症的遺傳影響

●源自遺傳的氣質

父母愛操心，甚至神經質的性格，都可能遺傳到孩子身上。

●遺傳與家庭環境的相互作用

孩子會模仿父母進行神經質行為的樣子，而父母也會要求他們這麼做。

透過家庭環境對孩子造成影響

除了遺傳以外，被認為關聯性很高的就是家庭環境。父母因為不潔恐懼，所以會強硬地要求孩子要注重洗手等細節，而孩子也可能因此變得更容易對不乾淨的東西萌生畏懼。

此外，如果父母有不完全嫌惡，那麼孩子也同樣會出現追求完美的傾向。就這層意義來說，和生物學的遺傳間存在著一些差異，但**父母的症狀透過家庭環境去對孩子造成影響，這件事是有可能的**。只不過，這個議題也只是一種可能性罷了。如同找出「契機」這件事是沒有意義的，想要改善，就請思考「今後應該如何行動」吧。

原因

壓力

並不會因為壓力的關係就罹患強迫症？

和常識認知不同的壓力本體就是強迫思考

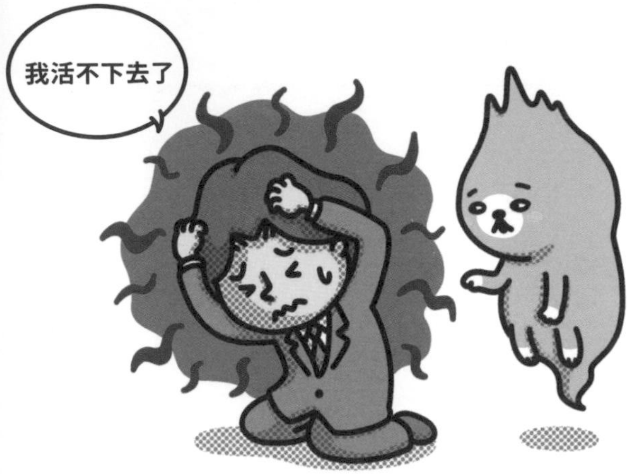

壓力強度排行榜

前段：「1配偶離世」、「2離婚」、「3夫婦分居」、「4拘留」、「5家人離世」

後段：「41休假」、「42聖誕節等活動」、「43細微的違法行為」

荷姆斯的社會再適應量表（上記）能夠表現壓力的強度。而以憂鬱症來說，前段的壓力時常成為發病的契機。但強迫症的場合，壓力更多傾向於後段。感受到何種壓力、該如何應對，這些可以說是決定是否形成強迫症的因素。其特徵是碰到龐大壓力時會意外地冷靜，但相對來說，例如發現裙子弄髒時這類相對細微的事情，卻會令患者感受到壓力。也就是說，**壓力的本體就是強迫思考本身**。

面對壓力的錯誤處理方式

❶ **思考不安的理由、探究它。**

若是找到了認為最接近的理由，它就會成為餵養強迫思考的糧食。

❷ **為了處理壓力而安排了新的流程。**

這麼一來就會成為新的強迫行為。

❸ **為了停止思考而分散注意力或是採取「睡覺逃避」。**

一旦注意力回到原本的地方，就會再次被強大的強迫思考給襲擊。

接著又會經由聯想，讓許多層面都跟壓力連結，導致當事人的不安。

在這種時候，容易像上方記載的那樣出現錯誤的處理方式。和上面3種相反的方法，就是接納與承諾療法（ACT）。這種心理療法會將內心和壓力這樣的概念視為實體，以徹底從現實主義的立場來行動為目標。追溯強迫思考的根源，就像是內心製造出的幻影那樣的存在。如果想要去控制它，心緒反而會被打亂。也就是說，如果能**做到「放棄對抗強迫思考」，即使被不安給困擾，也能漸漸找回原本的自我**。

治療

求診

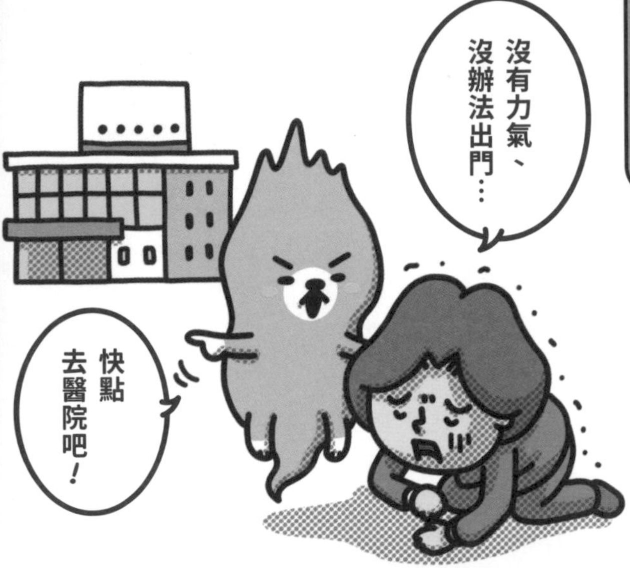

不要錯過接受治療的時機

早期治療和早期回復密切相關

如果得了流行性感冒，很多人都會去醫院或診所等處求診對吧。但如果是強迫症，各位又會怎麼做呢？特別是在初期的階段，即使多少對日常生活造成影響，但多數人多半還是會好好上班上學、吃飯睡覺，同時，不去向醫生等專家諮詢，就這麼放著不管的人應該也不少。自己究竟是不是罹患了強迫症，並不能像用溫度計量體溫那樣簡單判斷，或許這也是原因之一吧。

該不會是強迫症？這麼認為時，請盡早求診

如果延誤求診的話……

1. 行動範圍變得狹窄
2. 成為繭居族
3. 變得無法理解活著的意義
4. 遷怒家人的情況增加了

只不過，如果能在較早的階段就進行治療，便能減少它對工作或日常生活的影響。相反的，如果擱著不理會，讓症狀惡化，帶給生活的影響也會變大。**當症狀惡化後，就會讓人總是被不安所困擾，行動範圍也會逐漸變得狹窄**。到最後，就連上班上學都無法辦到，成了繭居族，此時又會再讓症狀惡化的速度加快。根據情況不同，也可能併發憂鬱症等問題。

在落入這般田地之前，若是能確實和專家進行諮商，就可以接受後面會介紹到的ERP（參考P.90）等治療，也能藉由藥物來緩解症狀。因此，請各位盡可能在初期階段就試著行動吧。

前往醫院

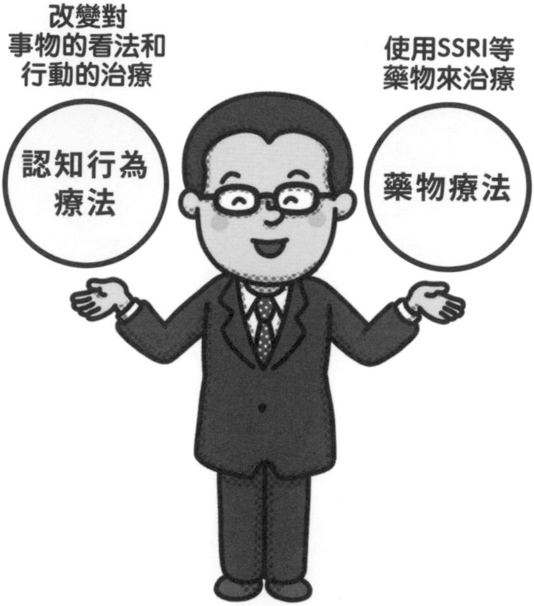
改變對
事物的看法和
行動的治療
認知行為
療法
使用SSRI等
藥物來治療
藥物療法

尋找適合的醫師或諮商師

強迫症的治療在醫學界也是新的領域

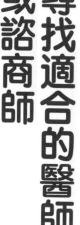

如果覺得自己或家人可能罹患強迫症時，就像前面提到的（參考P.80）那樣，推薦各位去找專家諮商。但是，**事實上並不是所有的身心科醫師都會採取適合的應對療法**。ERP（參考P.90）等方式的治療效果被認可，是1986年左右的事，所以強迫症的治療，在醫學界也算是比較新的領域。如果是不熟悉這方面的醫師，可能會出現誤診為思覺失調症等其他疾病的情況，然後只讓患者透過

以什麼基準去尋找呢？選擇醫院或醫師時的重點

重點1 是否有進行強迫症的治療

重點2 採用什麼樣的治療方法

重點3 擁有什麼程度的治療實績

服藥來暫時緩解症狀，就這樣結束了療程。

強迫症是接受適合的治療就會獲得改善的疾病。那麼，為了接受適當的治療，說是**必須得尋找到治療實績豐富的專家**也不為過。

首先，請先向最方便找到的身心科醫師，確認「是否有進行強迫症的治療」、「如果有的話，每年大概有多少的患者」等問題。如果患者每年不到10人的話，可以判斷為實績較少，建議大家可找看看其他的醫療機構。

此外，也務必確認實際進行的治療是只有藥物治療，還是也會進行ERP等療法。當然，利用網路搜尋資訊也是不錯的方式。

了解強迫症治療藥物的特性

治療藥物雖然有效，但也存在副作用的風險

SSRI（選擇性血清素再攝取抑制劑）是治療強迫症的常見藥物。因為Clomipramine會帶來口渴、便秘、體重增加、手抖、心律不整等副作用，所以現在已經不太使用了。無論是哪種藥效果都沒什麼變，在**效果出現之前約要2到3週的時間，能夠緩和恐懼或不安的情緒**。

使用SSRI的場合，副作用是初期會時常感到嗜睡或噁心想吐，大概需要2至3天

進行強迫症治療時使用的藥物

產品名		一般名
SSRI	Luvox、Depromel	Fluvoxamine Maleate
	Paxil	Paroxetine Hydrochloride Hydrate
	Jzoloft	Sertraline Hydrochloride
	Lexapro	Escitalopram Oxalate
Anafranil（三環抗憂鬱劑）		Clomipramine Hydrochloride

藥物療法的優點和缺點

優點	缺點
●有些案例能立刻改善 ●容易制定治療方針 ●只要服藥就好，這方面算是方便 ●憂鬱症或經前緊張綜合症等問題也能一併治療	●有些案例無法只靠藥物治療 ●會出現副作用 ●計劃性地減藥就能便於停止，但一段時間後可能又會復發

↓

只靠藥物還是會有症狀殘留！

來習慣，不適感便會消除。只不過，也可能會引發遲洩、高潮障礙等性機能障礙。另外，**如果立刻停藥，依據種類不同，可能會引發頭昏眼花等戒斷症狀**。所以要停藥的時候請務必跟醫生討論，並且有規劃地進行。

以防範火災的防火準備來舉例的話，事前計畫性地服藥就是防火對策，能防止強迫思考的再次燃燒。但畢竟不是滅火劑，所以**無法藉由藥物來讓強迫行為停止**。

藥物說穿了，就像是加在腳踏車鏈條上的潤滑油。希望獲得改善的話，當事人的努力（踩動踏板）和適當的方向性（控制龍頭轉向）都是不可欠缺的。

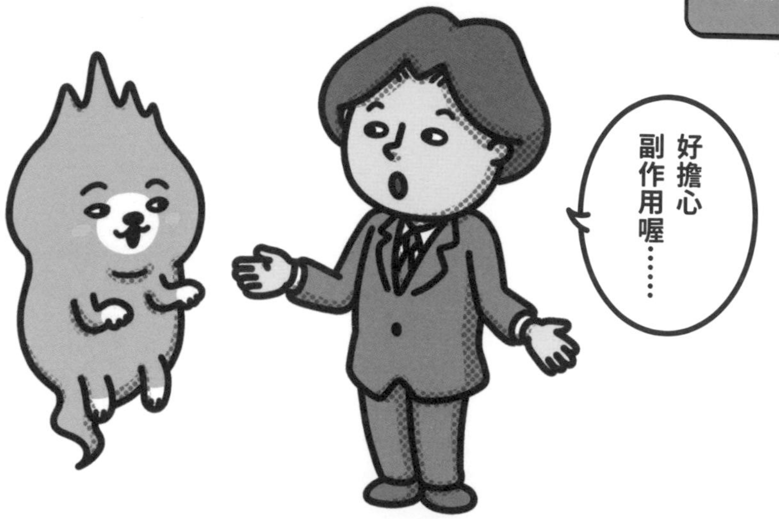

選擇藥物療法的4種案例

如果像前述提到的，只依靠藥物療法來改善強迫症，最好的狀況也只有3到4成，而且還要加上副作用等缺點。話雖如此，藥物療法具備了幾樣優點也是不爭的事實。首先就是「方便」，再來是即便不是專攻強迫症的醫師，大多也都能開立處方箋，還有更重要的，就是能夠**期待它提供某種程度的症狀緩解**，以上都是能列出的優點。

羅患強迫症的人，會非常難以做出決定。越是收集各種情報，某部分人會因此變得更難去進行決斷。舉例來說，在服藥之前就開始擔心副作用或戒斷症狀等問題，也是強迫症的一種症狀。對藥物調查得更詳細，也會

選擇藥物療法的案例

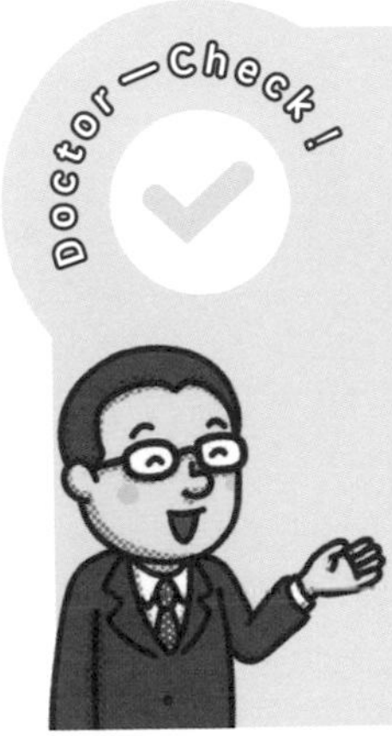

1. 不便前往可進行認知行為療法的醫院
2. 雖然想進行認知行為療法，但意志還不夠堅定
3. 總之想先獲得安心感，所以希望先嘗試效果經過認可的藥物
4. 除了強迫症之外，還伴隨憂鬱症或社交恐懼症

更不知道自己吃下這些到底能有什麼幫助。這樣的情況雖然放到其他的治療方法也說得通，但還是希望各位能思考一下接受跟不接受治療的話，分別會有什麼優缺點。

○ 請試著寫下接受跟不接受的場合會出現的優點和缺點吧！

	優點	缺點
接受治療（改變）		
不接受治療（維持現狀）		

藥物療法能緩解症狀
但無法達到改善的效果

藥物療法
- 減輕強烈的不適感或抑鬱感
- 藉由症狀的緩和，就更容易進行認知行為療法

認知行為療法
- 變得能習慣強迫思考
- 變得能不進行強迫行為

開始藥物療法之後，可並用認知行為療法

雖然提過好幾次，但還是要重申藥物療法擁有好幾個優點和缺點。其中最大的缺點，就是症狀大概只能緩解一半，另外還有只靠服藥的話，就無法了解停止強迫行為的方法和置換成其他行動的方法。

那麼，如果希望能從強迫症恢復到正常狀態，又該怎麼做才好呢？這時就必須進行會在後續單元介紹的「認知行為療法」。具體來說，就是「不要讓自己做出強迫行為」和「刻意試著置身於不安或恐懼之中」等方式。嘴巴說得簡單，但是對於目前正為不安或恐懼所苦的人們來說，突然就讓他們接受認知行為療法的話，或許門檻會過高。

藥物療法和認知行為療法並用的例子

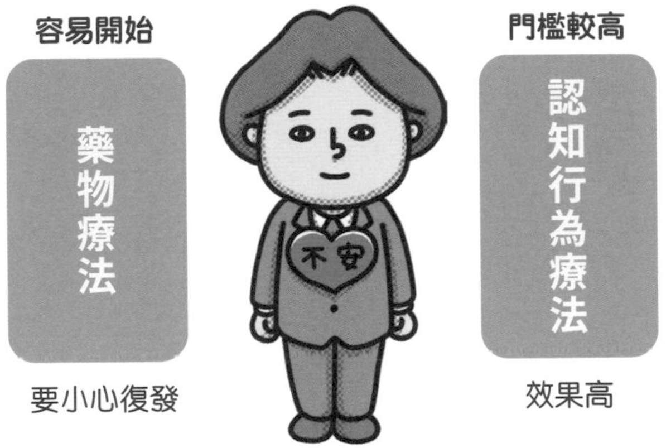
容易開始
藥物療法
要小心復發
不安
門檻較高
認知行為療法
效果高

這種時候，**就要採行並用藥物療法的方式。透過藥物來降低不安或恐懼，然後讓患者試著感受一點抑制強迫行為的不安或恐懼，藉由這些方法來進行治療。**

改善以後，有的人甚至可以減少服藥量。以SSRI來說，如果在2週內減半還不會出現戒斷症狀的話，大概1到2個月就有機會停止用藥。

另一方面，也得評估日後再次復發的可能性，所以當患者想要減少用藥量的時候，請不要忘記和主治醫師好好討論一下才行。

治療

認知行動療法

刻意置身於不安之中，藉此找回生活

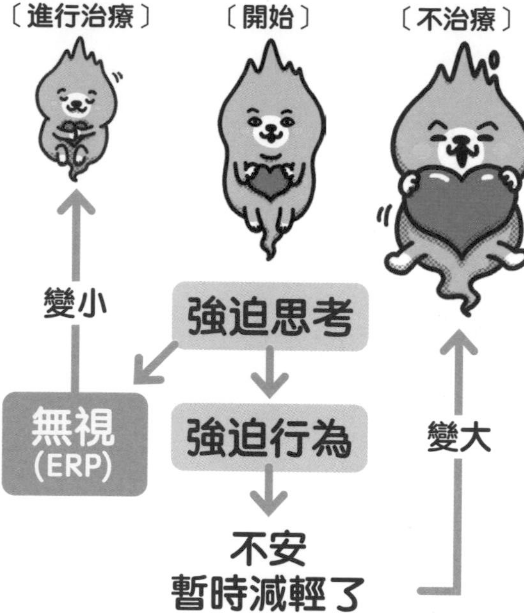
〔進行治療〕
〔開始〕
〔不治療〕
變小
強迫思考
無視(ERP)
強迫行為
變大
不安暫時減輕了

暴露療法和暴露及反應療法，就是要「刻意接觸討厭的東西」

認知行為療法對於改善強迫症是有其效用的。雖然存在各式各樣的技法，但這裡面最有效的，就是暴露療法和暴露及反應療法（ERP）。如果要簡單地說明ERP的話，就是「刻意接觸討厭東西的治療法」。當然，各位或許會不滿地覺得「為什麼非得做這種事不可呢」，但這種時候就請先觀察看看自己的「討厭」這種感覺吧。那種感覺是從身體的哪個部分浮現的呢？是胸口一帶，還是

關於ERP 我們應該知道的事情

1. 不安或不適感不會消失
2. 能減輕不安或不適感帶來的影響
3. 在感受討厭感覺的同時還能完成自己想做的事，是其目標
4. 思考自己真正想做的事情

前額部分呢？都說是不安，但也是會混雜複雜的情感。讓背脊發涼的恐懼感、胸口的鬱悶感、伴隨噁心感受的厭惡感、讓人發出驚呼的驚訝感，或許都可能存在。

強迫症的問題根本，就是當事人持續閃避難以接受感覺後，讓自己對該感覺的抵抗力因此下滑。進行ERP療法時，**會刻意去接觸討厭的東西，讓當事人找回原本就擁有的抵抗力**。

ERP並不是以減少不適感為目標。特地讓這些感覺自由發展也是很重要的。進行ERP療法，可以讓人不再回顧那些不安或不適的感受。在體驗各式各樣不適感的過程中，為自己附加能抵抗它們的力量，就是目的所在。

把強迫思考和強迫行為寫下來

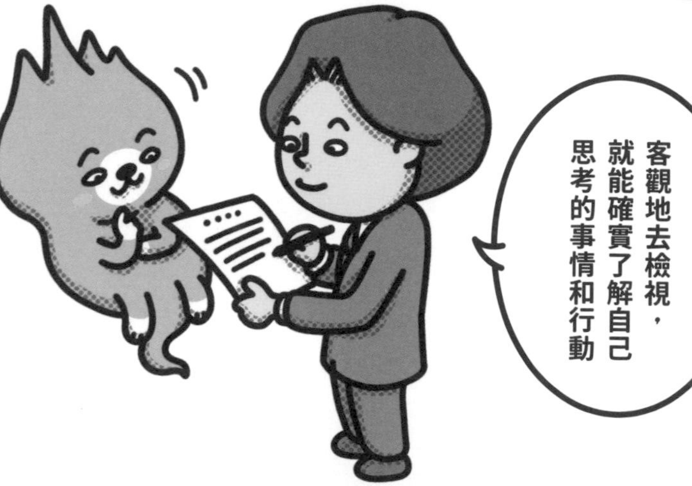
客觀地去檢視，
就能確實了解自己
思考的事情和行動

藉由自我監控來回顧自己的思考或行動

接下來，就請大家針對目前的狀況來嘗試進行自我監控吧。

首先，要來記錄一下你是如何度過每天的生活的。請參考左頁上方的3個確認重點，然後在紙上寫下來。切記，**不要只在心中想**，**要確實把它們寫在紙上**，這點很重要。因為這麼做的話，就能客觀地掌握自己身上到底發生了什麼事。持續記錄一段時日之後，就能從中看到強迫行為所構成的長期模式。

下一步，將自己感到不適的事物（懷抱不安或恐懼的事物、成為強迫思考根源的事物，也就是導火線）條列出來。這些東西到底對你造成何種程度的不適呢？請試著幫它們加上分數。相

掌握自身狀況的3個確認重點

重點1 **強迫思考出現的時間、場所、契機**

重點2 **花費在強迫行為上的時間**

重點3 **什麼時候不會進行強迫行為**

↓

紙把這些寫在紙上進行自我觀察的話，就能實行ERP！

反的，如果有想要維護的事物（不潔恐懼情況下的聖域、不想造成困擾的對象等等），也可以列出來並且給它一個分數。

分數的基準可以依照自己的標準而定。藉由這樣的自我監控，首先**當然能理解症狀處在什麼樣的程度，另外還能意識到強迫行為沒有出現的時間**。即使不多，但只要大家身上存在著沒有進行強迫行為的時間，即使只是讓這樣的時間增加，也能成為治療的一環。

最後，從強迫症之中解放這件事，對你來說有多麼重要呢？你對治療這件事又存在多少的自信心呢？也請以100為滿分，賦予它們一個數值吧。

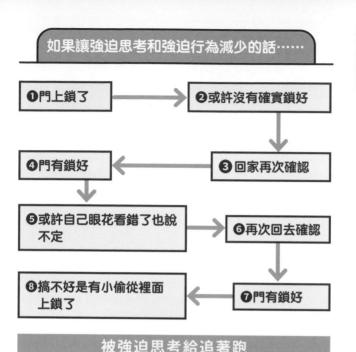

如果讓強迫思考和強迫行為減少的話……

❶門上鎖了 → ❷或許沒有確實鎖好 → ❸回家再次確認 → ❹門有鎖好 → ❺或許自己眼花看錯了也說不定 → ❻再次回去確認 → ❼門有鎖好 → ❽搞不好是有小偷從裡面上鎖了

被強迫思考給追著跑

透過習慣不適感，讓行動產生變化

進行ERP之後，行動的模式就會有所變化。以加害恐懼為例，和別人擦身而過的時候，就可能出現「該不會撞到誰、傷害到人家了吧」這種強迫思考。接下來，就會陷入擔心自己可能又會傷害到別人，所以不斷確認四周的情況。

在ERP的過程中，就會讓當事人試著去撞到某個人，或是帶著銳利的物品走入人群之中。也就是刻意身處在讓自己感到不適的場面，然後心裡想著「我已經傷人了。殺人了」。接著，就要想像「最慘烈的故事」。讓自己具體地想像最壞的情節走向，刻意地反覆思考。把這些「最慘烈的故事」讀出聲

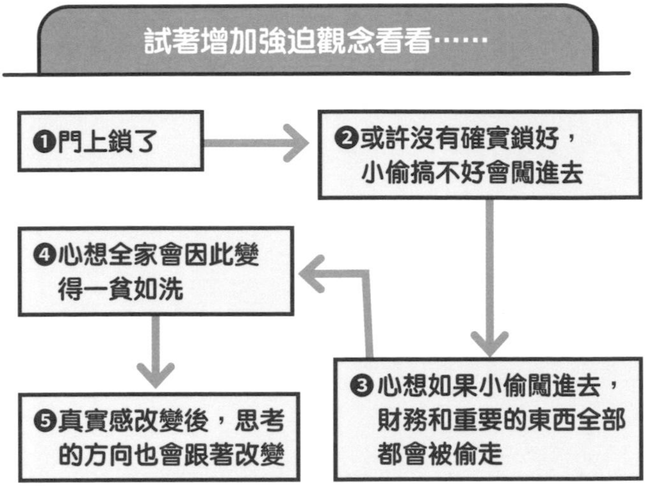
試著增加強迫觀念看看……
❶門上鎖了
❷或許沒有確實鎖好，小偷搞不好會闖進去
❸心想如果小偷闖進去，財務和重要的東西全部都會被偷走
❹心想全家會因此變得一貧如洗
❺真實感改變後，思考的方向也會跟著改變

將未來的不良結果轉變成過去已發生的事

音並且錄下來，反覆聆聽的話也是有效的。

最慘烈的故事的打造方法（簡易版）

要打造最慘烈的故事走向時，要將想像的事情以過去式的肯定文來呈現。例如：

● 是不是犯罪了呢……

↓**犯了罪**

● 是不是弄髒了呢……

↓**弄髒了**

● 是不是被周遭的人討厭了呢……

↓**被討厭了**

在「是不是〇〇了呢」這樣的思維之中，請務必都要以「沒錯，已經〇〇了」的形式來回答。

在災難降臨時
遇上災難是好的。
在死亡到來時
迎接死亡是好的。
這樣才是躲避災難的
最佳妙法。

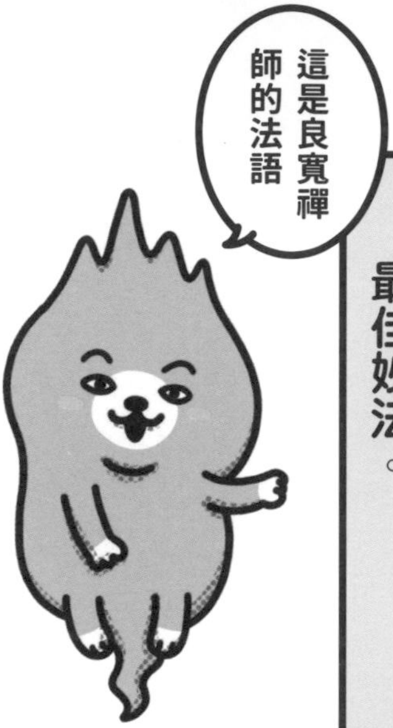

不要去對抗強迫思考!?
治療強迫症實際上是怎麼一回事？

當我們越是想去對抗強迫思考，就會遭受到強力的反擊。**減輕症狀的基本原則，就在於不要對強迫思考做出任何的應對**。也就是「此路不通就換條道走」的實踐。

大家應該都有為了不讓強迫思考出現、不讓自己做出強迫行為而拚命忍耐的經驗。但是要一輩子持續忍耐下去，可說是極為艱難的事情，轉瞬之間可能就會被強迫思考給襲擊了。

這種時候不要拒強迫思考於千里之外，請試著練習用「請進，歡迎光臨」的心態來接納它們吧。如果進行左頁提到的河川流動鍛鍊法，應該就能實際感受到接連浮現的思考。

來實踐一下
河川流動的鍛鍊法吧！

STEP 1 在腦海中想像出一條正在流動的小河

STEP 2 流動的河水乘載著你的思考

STEP 3 你沒有撿起那些思考、也沒有追逐那些思考，就只是看著它們從眼前流走→就像是順著流水往下游漂去的竹葉船那樣，誰也不知道它們究竟會飄往何方

STEP 4 接著又湧現了新的思考，但是請你也像這樣讓它們流走

這樣一來，應該也會在某些時刻出現「做這件事的話，會有什麼樣的意義」之類的思維吧。無論出現何種思考，讓它們隨著流水而去也是很自然的事情。

所謂「治療」強迫症，並不是要讓強迫思考或強迫行為消失，而是即使它們存在，我們還是能度過正常的生活。即使你擺脫了某個強迫思考的束縛，絕對還會出現下一個強迫思考。如果每出現一個新的強迫思考，就要去找尋應對方法的話，就沒完沒了。

就這層觀念來看，這時候教導當事人治療方式的治療者，也會落入被強迫思考牽連的局面。

認知行為療法的點子

打造出難以進行強迫行為的環境是很重要的。強迫症大多會讓人排除妨礙強迫行為的障礙物，在不知不覺間建構出容易採行強迫行為的環境。現在要介紹的點子，無論是獨立使用還是複數組合都很不錯。如果進行得不順暢，請到醫療機構和專業人員說明症狀，然後試著討論能持續下去的方法。此外，要注意別讓自己陷入了治療強迫（治療強迫症、消除強迫思考等自身的目的化）。也不要忘記目標是「與強迫思考共存」這件事。

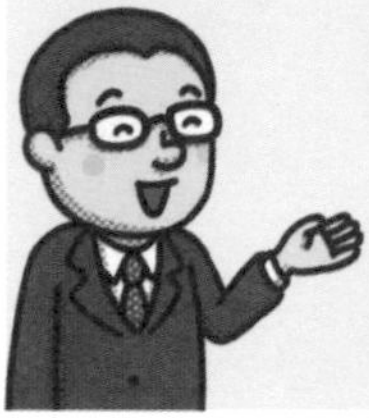

在進行想停止的動作之前，先採取對抗行動

HRT（習慣反向訓練）是認知行為療法的一種，也被稱為習慣逆轉法。這個方法可以阻止可能變成問題的行動。

現在就用會拔自己毛髮的拔毛症案例來說明。舉例來說，要一邊拔頭髮、一邊使用智慧型手機是很困難的。和成為問題的行動（此案例為拔頭髮）同時進行的困難行動（此案例為操作智慧型手機）就是所謂的「對抗行動」。**在拔頭髮之前採取這個對抗行動，就能夠讓當事人停止拔頭髮的行為**。這便是HRT的方式。

但這裡希望各位注意的，就是對抗行動的時機。如果已經拔下頭髮，就無法阻止了。

HRT（Habit Reversal Training／習慣反向訓練）實踐

HRT是

在會變成問題的行動出現前，藉由進行其他的行動（拮抗行動），來阻止會成為問題的行動。這是作為拔毛症或抽動障礙治療的一環被開發的療法，其效果也經過認證。

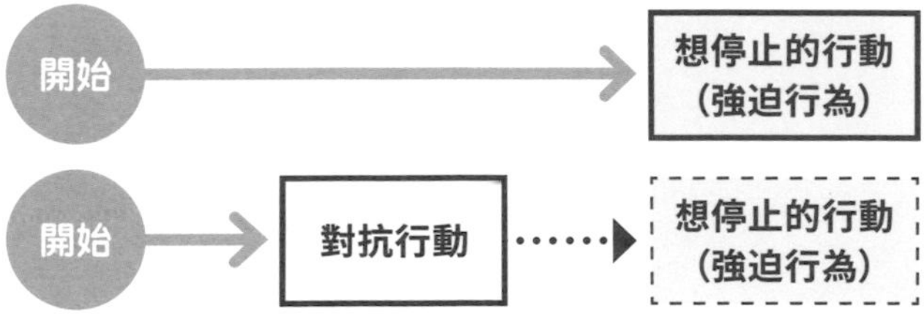

所以當你感受到想要拔頭髮的時候，就必須要在動手之前先採取對抗行動。因此，一定要掌握自己會在什麼時候、哪種時機拔頭髮。

這時能派上用場的，就是前面（P.92）提過的自我監控。**確實掌握自身的行動模式，就能讓對抗行動的推進更加順遂**。

HRT不光是拔毛症，也能用應用在各式各樣令人想停止的行動，也就是所謂的強迫行為。進行自我監控之後，首先請嘗試找尋針對自己想停止行為的對抗行動吧。

無論如何都必須要確認時的確認方法

STEP 1
慢慢地確認
例如要確認門有沒有鎖好的場合，請慢慢地觸碰門把，用手的感覺去確認

STEP 2
慢慢地離開
慢慢地確認之後，也要慢慢地離開現場

STEP 3
一邊想像不好的結果、一邊轉往下一個行動
準備離開時要將強迫思考拋在腦後，想像「不好的結果已經發生了」

慢慢地確認，慢慢地離開

明明已經無法停止確認了，但日常生活和工作中卻還是存在著非得確認不可的情況。類似這樣的場合，請留意要盡可能放緩步調來進行1次確認。例如要確認門是否鎖好時，要慢慢地把手放在門把上，然後只慢慢地確認**1次**。**要用讓自己感到不舒服的程度緩慢地進行**。與此同時，也請各位注意平時不會察覺的感覺、手感受到的觸感和溫度。

　接著，要慢慢地離開現場。把「還想再加以確認」這種強迫思考拋在腦後，然後**邊想像「不好的事情已經發生了」、邊繼續進行下一個行動**。

將順序顛倒之後所造成的內心變化

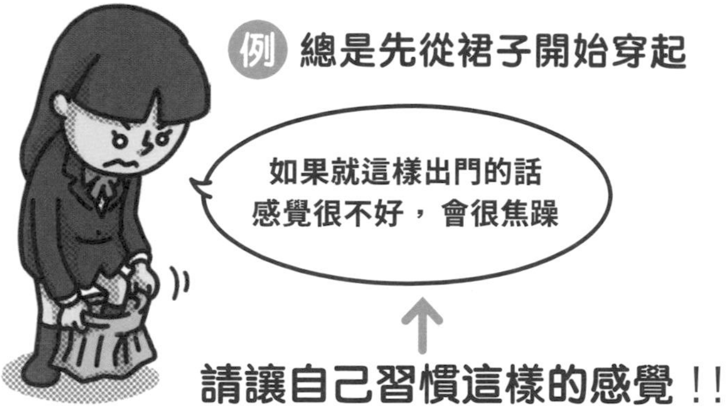
例 總是先從裙子開始穿起
如果就這樣出門的話
感覺很不好，會很焦躁
請讓自己習慣這樣的感覺！！

將一直以來的順序顛倒過來，營造出讓心情不佳的狀況

為了避免強迫行為的出現，有一種方法是將順序倒過來。例如嘴裡說著「沒關係、沒關係……」時，就要改為「係關沒、係關沒……」的相反讀法。在各位刷牙時的時候，一定也有自己拘泥的順序吧。這種模式並不是誰教導的，而是自然而然形成的。請大家試著**從相反的方向來進行**這類模式吧。

重點就在於要採用**讓自己感覺不太好的方式**。練習讓眼前在做的事情不那麼完美，然後就這樣轉移到下一個行動。讓自己能夠習慣在這種時候感受到的焦慮感。

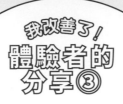

我改善了！
體驗者的分享③

「從原諒自己所產生的內心餘裕」
【女性・不潔恐懼、不道德恐懼】

我從中學時期開始就為洗淨強迫和確認強迫等問題所苦，其中讓症狀最為深刻的，就是男女關係所導致的不道德恐懼。出了社會之後，我曾經和已婚的男性發生過肉體關係，結婚之後就因此激發出了恐懼感。或許這是對丈夫萌生出不安的關係吧。對正義感強烈、完美主義性格的我來說，偷竊或考試作弊這種程度也和要判死刑的罪行相同，也就是因為這樣，才會煽動自己多餘的恐懼吧。

即使到診所求診，也不能毫不遮掩地把自己的煩惱給說出來。但就在某一天，我到強迫症的專門診所接受診斷，這才讓我看到了一絲曙光。只要毫無保留地顯露自己、打從心底反省、讓自己煥然一新，就能因此繼續向前邁進。這是我所得到的結論。這麼一來，因為原諒了自己，也就能寬恕對方，讓內心產生餘裕，朝著改善症狀的目標前去。

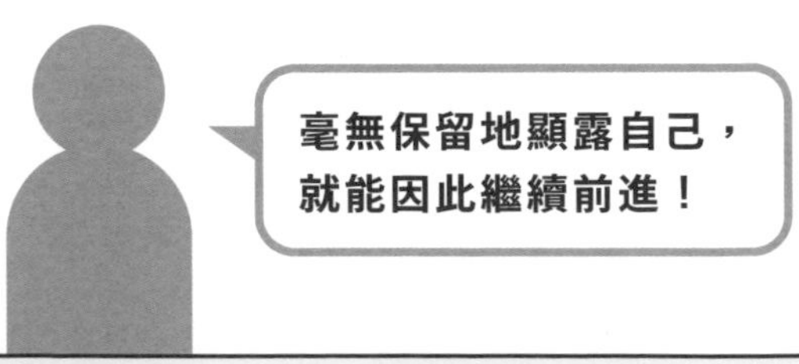

第3章

環境調整與周圍的對應

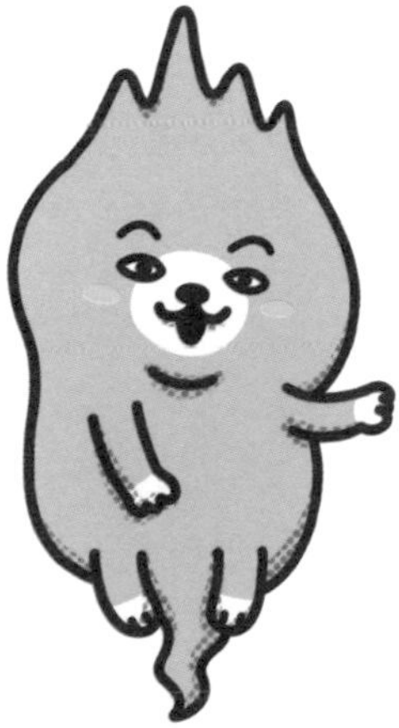

認知行為療法，必須在日常生活中持續下去，
主體在於自己。能否面對強迫思考、
制衡強迫行為，就是重點所在。
為了達成這樣的目標，
本單元將針對調整環境的方式來進行解說。

日常生活

環境調整①

強迫思考是不會消失的嗎？

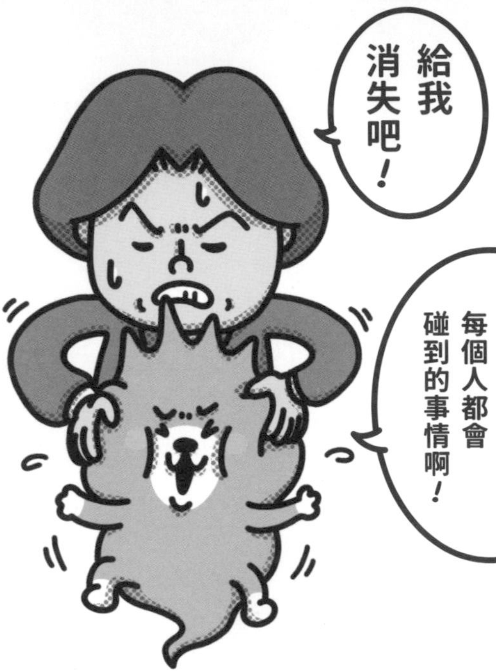
給我消失吧！
感到恐懼、覺得不安是每個人都會碰到的事情啊！

存在強迫思考是理所當然的，重要的是不要進行強迫行為

強迫症也會發生在動物的身上。被關入動物園狹窄籠子裡的獅子，會不斷地在相同的地方來回踱步、單獨飼養的鸚鵡會拔下自己的羽毛，這些都是強迫症的關係。日本人在100年前都還對天災或疫病感到恐懼，因此進行加持或祈禱。這毫無疑問就是儀式行為。「該不會，會變成○○吧」**這種的強迫思考，是為了守護自己和同伴的防衛本能。**如果失去了這種能力，一個種族搞不好就會

恐懼不是那麼簡單就會消失的東西。
針對不安採取了何種行動才是最重要的。

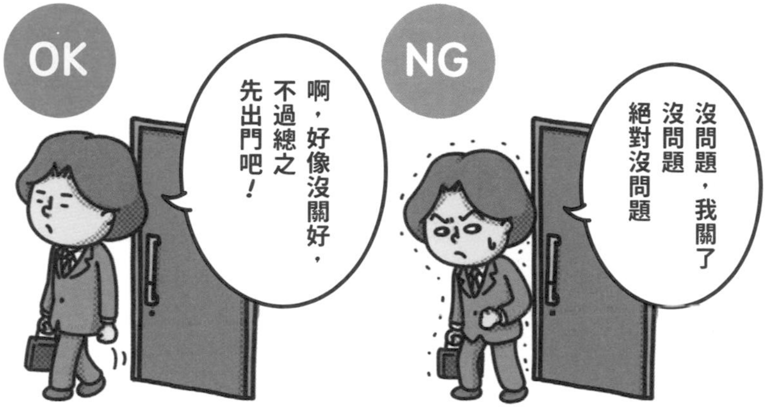
OK
啊，好像沒關好，
不過總之
先出門吧！
NG
沒問題，我關了
沒問題
絕對沒問題

因此滅絕。

在危急時刻能發揮效用的能力到了現代，人們對天災或疾病所感到的恐懼減輕，因此也就失去了用武之地。強迫症正是這類能力失去歸屬後的暴動狀態。閒暇時或休息時會讓強迫症惡化，也是基於這個原因。越是希望消除強迫思考，它就會變得更強，導致強迫行為一而再、再而三地持續進行。首先，請先**意識到「強迫思考出現了」這件事，然後就這樣直接隨它去吧**。

這也是因為我們並非要讓強迫思考「消失」，而是要改變它浮現之後我們採取的行動。如果能在它的伴隨下順利地過好每一天的生活，那麼漸漸地就不會再受到強迫思考的擺布了吧。

日常生活

環境調整②

有所變化的生活會比較好？

不要在生活中打造規則，為每一天增添變化性

嘗試挑戰新的事物吧！

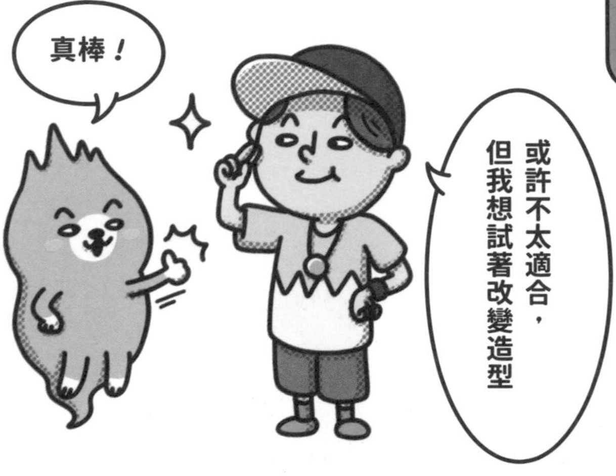

為了不讓強迫症惡化，應該要注意什麼地方才好呢？

強迫行為是一種習慣，而我們總是在無意識之間催生出定型的生活習慣。因此首先該做的，就是為**每天的生活帶來一些刺激**，**試著去改變習慣**。像是改穿跟平時不同的衣服、挑戰先前沒有吃過的菜單、嘗試換走另一條路去車站、造訪過去沒有去過的店家等，也就是試著去做跟平常不一樣的事情。

為每一天增添變化的度日模式，能增加新的刺激，思考模式也會產生變化。

1. 試著改穿平常不會穿的衣服類型
2. 享用跟平時不同的食物
3. 稍微買點多餘的物品
4. 造訪沒有進去過的店家
5. 改在和往常不同的路線散步
6. 每天要從家裡踏出去1次

如果每天都過著固定的生活，那麼即使不去思考接下來要做什麼，也能過日子。例如家裡的哪邊有什麼房間和物品，都能不必思考就直接移動吧。這就稱為「程序記憶」，是讓接下來的行動自動化的狀態。這麼一來，因為**變得不太需要思考，會讓大腦陷入閒得發慌的情況**。**這時，強迫思考就很容易湧現出來**。

有的醫師或職場會建議強迫症的患者多多休息，但這其實會帶來反效果。記得要讓自己過著每天都有變化的生活、增加刺激的種類，都和防止強迫症的發病、惡化、復發有所關聯。

日常生活

環境調整③

刻意增加壓力是正確的嗎？

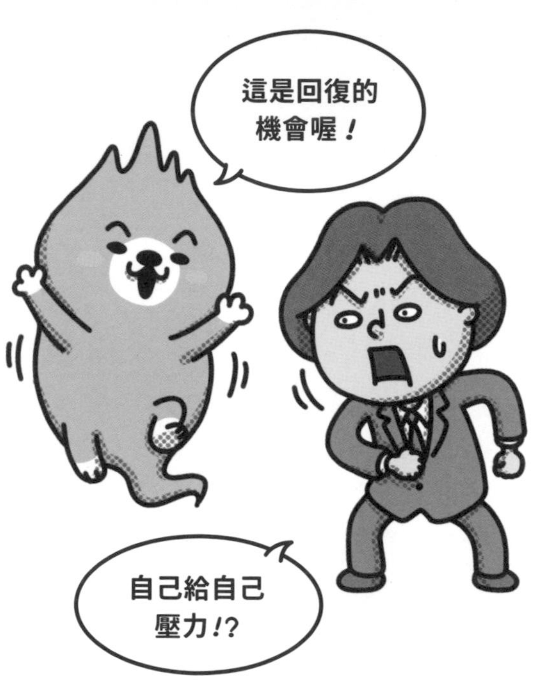

不要逃避壓力，要把它轉化為改善的機會

翻開心靈療癒的書籍，經常能看到上頭寫著「請減輕壓力吧」。但是在強迫症的情況下，或許會有人為了減輕壓力，甚至大門不出、逃避任何和人碰面的機會。

強迫症的原因並不是來自於壓力本身，而是面對壓力的處理方式。將壓力視為洪水猛獸，過著逃避的生活，就會流失必要的肌力。就像是太空人待在無重力的宇宙期間，肌力會慢慢下滑一樣。一旦肌力下滑，就會讓人

逃避壓力只能獲得一時的安寧。
從長遠角度來看，順應壓力是非常重要的。

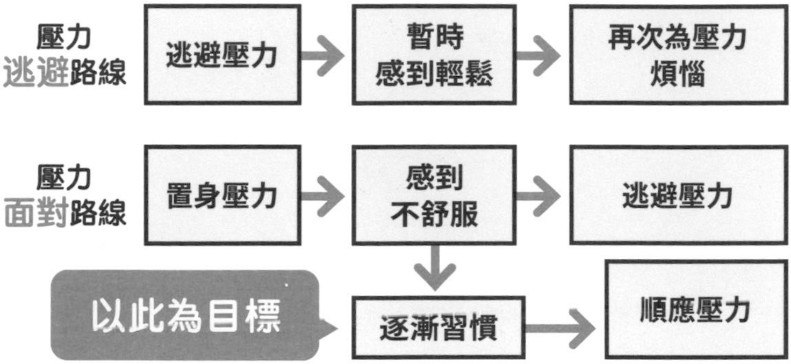
壓力逃避路線
逃避壓力
暫時感到輕鬆
再次為壓力煩惱
壓力面對路線
置身壓力
感到不舒服
逃避壓力
以此為目標
逐漸習慣
順應壓力

連做些日常生活的小事也會覺得很疲憊。

認知行為療法，就是**刻意讓自己處在壓力之下，進行心靈的肌力鍛鍊**。只要習慣較強的壓力，即使強迫思考出現時，也不會被打垮。重複這樣的訓練後，無論遭遇了什麼樣的狀況，也能夠以自己想做的事情為第一優先。

一流的運動員們經常表示自己「很享受壓力」。也就是說，困在自己身上的不安、恐懼、壓力，其實同時也是成長的良機。

日常生活

環境調整④

不要太過拘泥於健康生活會比較妥當？

比起以健康的生活為目的，更該享受每天不同的變化

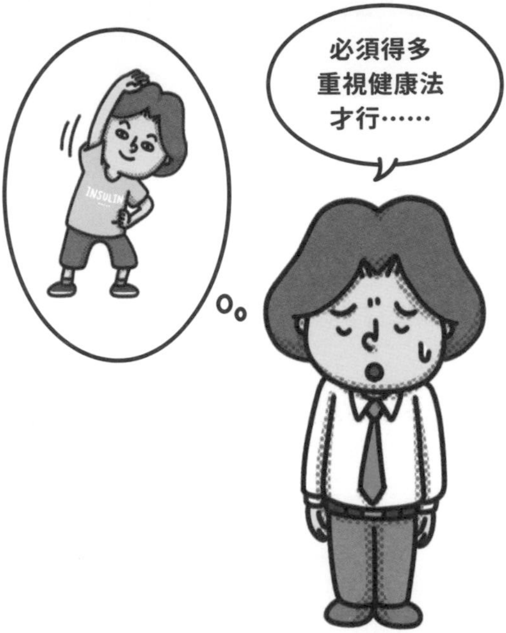

羅患精神疾病的人，身體一定不健康嗎？確實，有酗酒習慣、憂鬱症、思覺失調症的人，會有身體多病痛、吸菸率較高的傾向。心理的健康來自於身體，重視規律且正確的飲食、運動和睡眠是一般的常識。然而強迫症的場合則是相反的。例如他們的吸菸率比一般人還要低，不少人的身體也很健壯。

當然，飲食的均衡和適度的運動、偶爾做深呼吸、在不打亂生理時鐘的前提下調整

身體並沒有不健康

○ 強迫症的人吸菸率較低

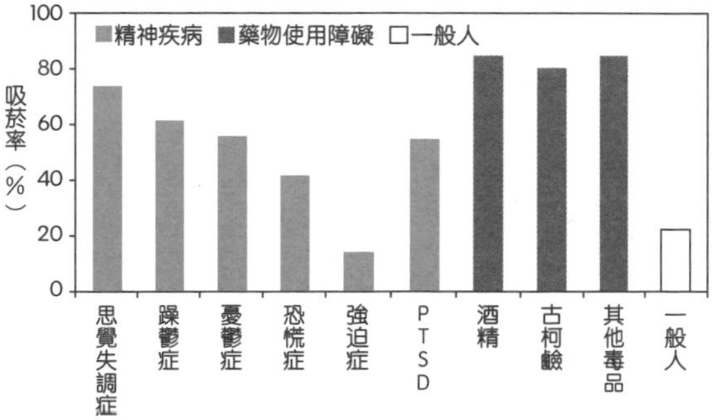

出處 :Kalman, D,Morissette SB,George TP. Co-morbidity of smoking in patients with psychiatric and substance use disorders, Am. J. on Addictions, 14(2), 106 – 123,2005

睡眠時間，它們的優點都是被證實過的。但是，如果健康的生活本身變成了目的呢？健康的身體和金錢同樣都是手段。金錢是為了使用而存在、**健康則是為了活著享受喜悅而存在的**。強迫症的人具有把手段目的化的傾向。如果是平時就很自律的人，偶爾嘗試放縱一下也是有其必要的。

請務必留意在健康法的箝制下逐漸定型化的生活習慣，並且稍微為生活帶進一點變化吧。這個禮拜內，你曾有過覺得活著真好、好快樂的瞬間嗎？今後又在期待些什麼？想要治療強迫症，改變生活方式也是一種方式。

日常生活

環境調整⑤

需要維持動機？

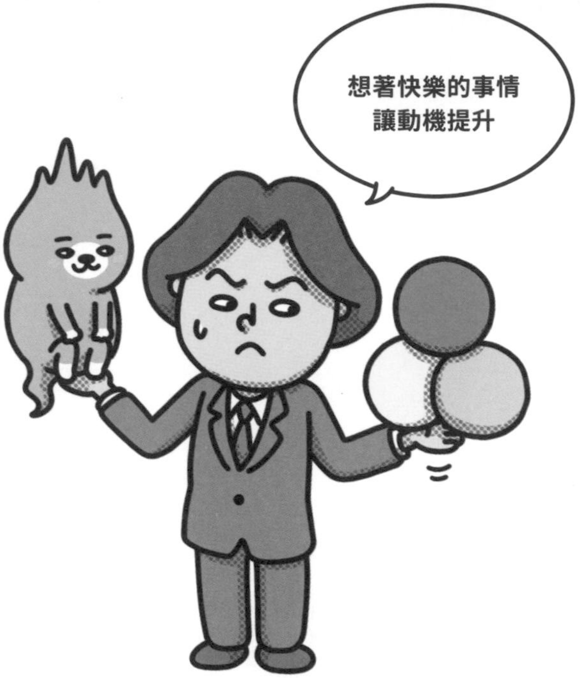

感覺受挫的時刻就要設定下一次的目標

強迫症原本就是長時間延續的疾病。「**痊癒的話療程就結束了**」，**這種思維本身就會成為強迫的導火線**。大家在過程中，應該也都曾因為強迫行為的誘惑而感到苦惱吧。其中有些人會回想起病情嚴重時的事，心裡想著「不想再回到那種狀態了」、一邊畏懼症狀復發一邊過日子。如果症狀減輕了、稍微找回幸福的生活，這次又必須要守護這樣的狀態。

為了繼續治療

挫折的模式案例

- 打算逃離強迫思考
- 把面對強迫思考的應對拜託給他人
- 一個勁地忍耐，不要做出強迫行為

↙ **越是想要戰鬥，強迫思考就會襲擊而來**

↘ **放棄戰鬥，針對想達成的目標埋首研究**

要選擇哪一邊都要看個人意志。
這必須要由你自己來決定！

在這種時候，請先試著思考一下治療的目的吧。在自己的人生中，想重視的事物、想守護的事物都是什麼？和家人共度的時光、被某人給需要、挑戰新的領域等，各有各的價值觀。如果找到了重要的人事物，就要以其為基礎設定長期的計劃。想像一下5年後、10年後會變得如何呢。例如**截至目前耗費在強迫行為上的時間和心力，想要改投注在什麼地方、又想跟誰一起在哪裡過日子**。

這裡也推薦各位，聽聽抱持同樣煩惱的人和持續進行治療的人的經驗談。社會上有著一些，聚集強迫症患者的互助團體（參考P.127），大家不妨去參加看看。

日常生活

環境調整⑥

休職和復職時必須注意哪些事情？

努力維持一如往常的生活，在社會活動中繼續治療

當病症惡化時，就會讓人考慮休職或離職。明明公司還沒有建議休假養病，但是卻開始浮現「得在造成大家困擾之前」、「得在我覺得羞愧之前」等想法，這也是所謂的「在情勢變糟之前必須要有所行動」的一種強迫思考。但強迫症這種疾病，其實是**投入工作就能防止症狀惡化的**。例如因為自己花了太多時間在洗手而困擾時，只要置身於很難一直洗手的環境（職場）就能形同治療。

OPEN就業

向職場公開自己患有疾病或障礙的就職形式

優點／方便確保到醫院回診的時間

缺點／因為周遭的人知道自己的症狀，因此更容易出現強迫行為，要停止也變得更困難。當工作的難度下降時，症狀會惡化。

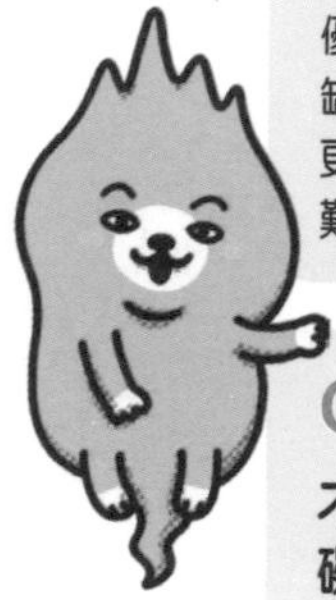

CLOSE就業

不向職場公開自己患有疾病或障礙的就職形式

優點／置身於不易出現強迫行為的環境，能防止症狀的惡化。

缺點／必須要隱瞞回診和吃藥等事情。

在職場或學校需要注意的事情

要像是沒有強迫症的人一樣生活

時間一有餘裕，強迫症就會死灰復燃，因此工作或讀書時，不要留下讓強迫思考趁虛而入的餘地是很重要的。

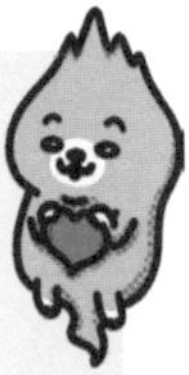

擴展行動的範圍

當生活建立起一定的模式之後，如果有崩壞的跡象，此時就會讓強迫思考產生。不要只是在職場（學校）跟家之間兩點一線地往返，要重視富有變化性的生活。

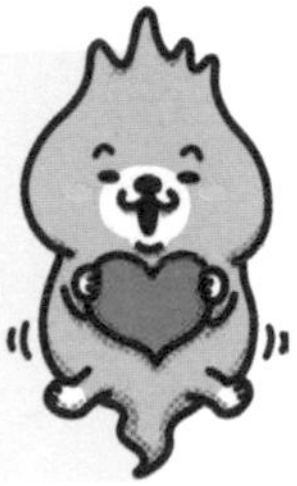

此外，不要向公司告知自己有強迫症，對於治療是有幫助的。如果讓公司知道的話，可能會受到某種程度的包容，但這會讓強迫行為更容易出現。雖然職場給予的特別待遇並無必要，但是確保到醫院回診和治療的時間是必須謹慎評估的。

希望大家在接受治療後，**務必記得一旦復職回到公司，就像是一般人那樣努力工作就好**。學校的場合也是相同的道理。就業或入學後的1到2個月，大多數情況都不會出現症狀。只不過習慣環境之後，就會開始形成自己的處世方式跟模式，這可能會導致症狀惡化、衍生出新的強迫思考。到了這個時候，請回顧至今接受過的治療，用同樣的方式來面對強迫思考吧。

周遭的對應

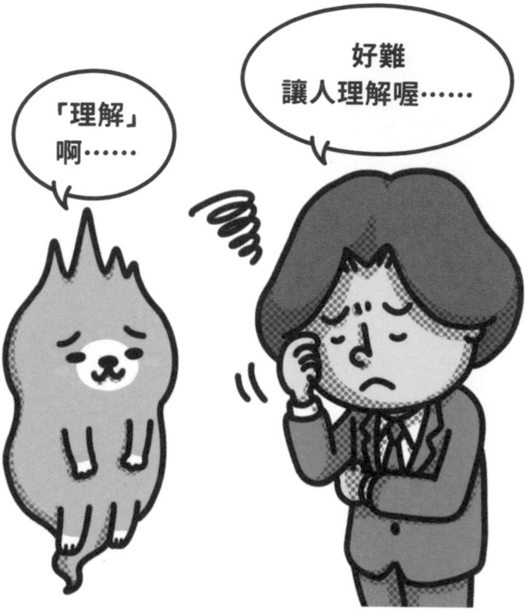

家人也很辛苦！和周遭之人的互動方式

周遭的人眼中的強迫症，要一起生活就得這麼做

強迫症並不是光看外在就能讓人理解的疾病，所以家人等比較親近的人就比較能察覺到。正在進行強迫行為時，如果告訴他們「不用確認到這種地步也沒關係啦」，可能就會換來一句「不要管我！」，因而讓家人的過度關心演變成爭吵。從家人的角度來看，當事人在進入強迫模式的時候會變得易怒。除此之外，因為旁人難以判斷當事人進入強迫模式的狀況或時間點，所以只能提心吊膽地

放棄理解，嘗試共感

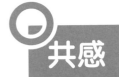

〇 共感

想像對方的意見或情感，然後照著去感受。

✕ 同情

體恤對方的不幸或是苦惱，進而幫助他們。

放著不管，就是對當事人最好的支持！

觀察他的樣子來判斷。

是否要接受治療，決定全都在本人身上。**家人能夠做的，就是不要讓關係再更加複雜化。如果無法理解或對應的話就先放棄，然後試著練習「共感」吧**。所謂的共感，就是想像對方是什麼樣的心情。例如以像是「因為有沾上髒東西的感覺，所以很想弄乾淨嗎？」的方式去展開推測。但這裡要注意的就是不要去「同情」。同情之中也含有援助行動的成分在。如果提出「我來幫你確認吧」、「我來幫你排除痛苦吧」之類的協助，這變中了強迫的下懷了。請不要過度插手，只要努力地去進行共感就可以了。

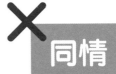

家人或周遭人士該注意的地方

❶ 家族要以家族想做的事情優先，不要強迫當事人

❷ 如果本人想做強迫行為以外的事情，請接納他一起進行

❸ 做不做強迫行為全看個人意志，務必尊重本人的判斷

根據強迫模式或理智模式分別使用不同的應對

「一次就好，讓我來○○吧！」治療的過程中，應該不少人都被旁人這麼拜託過吧。只不過，如果當事人接受的話，那可就前功盡棄了。雖然周遭的人看了會覺得很心酸，但是**家族只要做家族想做的事，從旁守護當事人就可以了**。

進行強迫行為的期間（以下稱「強迫模式」）也會有終止的時候，這也表示必定存在沒進行強迫行為的期間（以下稱「理智模式」）。如果在當事人腦袋被強迫思考給占據的時候搭話，即便是關心對方的良善話語，可能也只會讓對方覺得「不要妨礙我」。相反的，處於「理智模式」時，當事人就能留意到周圍

家人或周遭人士的NG與OK行為

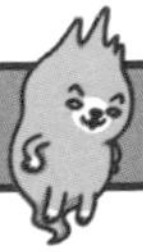
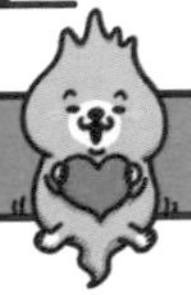

NG	OK
「為什麼做不到」 一旦責備，「做不到的理由」 ＝引出藉口。	**「你做到了呢」** 只要發現一點變化， 可以當場「立刻」讚揚。
「再努力一點」 因為無法理解努力的目標， 可能出現轉往強迫行為努力的情況。	**「我要來做○○了」** 因為無法預知當事人的動態， 所以自己先行動。
「照正常的去做就好了」 因為喪失了所謂的正常感覺， 會讓當事人腦袋中一片混亂。	**「實際上你想要怎麼做？」** 當事人投入在強迫行為時， 試著問問他的真心話。

的狀況。請把握這個貴重的時段吧。如果本人向你詢問「要幫忙嗎？」、「要去哪裡？」的話，請用「幫我一下吧」、「跟我一起去」來回應。這麼一來，就能**增加沒有進行強迫行為的時間了**。

人們在察覺到強迫行為時，大多都會說出「不要做那種事」、「為什麼忍不住啊」這類的話語，然而當事人其實是最清楚不該做這些的人了。這種時候，請用「時間比先前更短呢」、「這次沒有確認就吃完飯了」等**正面的話**來跟對方互動。另外，如果是長時間都在洗手的狀況，也可以趁對方更換洗手乳的時候稱讚更換備品的這件事。對於盡是在操作智慧型手機的情況，不妨向對方請教手機的使用方法。除此之外，應該還有很多可以運用的場合才是。

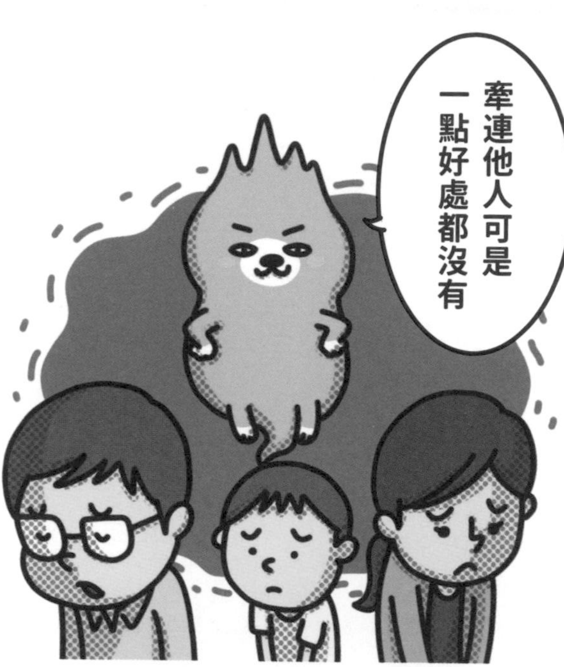

被捲入強迫行為時，可採取的迴避技巧

有強迫症的人，為了要消除自己的不安，會一直向家人等身邊的人士確認「我身上是不是沾到什麼了？」、「火有沒有確實關好啊？」等問題。這種行為可稱之為「捲入」。被「捲入」之後，就會經歷向家人尋求「沒問題」的保證、讓家人也遵守自己的規則、由家人代替自己進行強迫行為等過程。**如果在這時附和**（被捲入）**他的話，就會對治療造成妨礙，某些案例中，家人還可能因此罹患憂鬱症或強迫症**。

如果被要求提出「我的身體是不是髒了啊？」這類問題的保證時，可以用「很髒啊，都是細菌呢」這種方式來應對。雖然感覺很

強迫行為導致確認的迴避方式

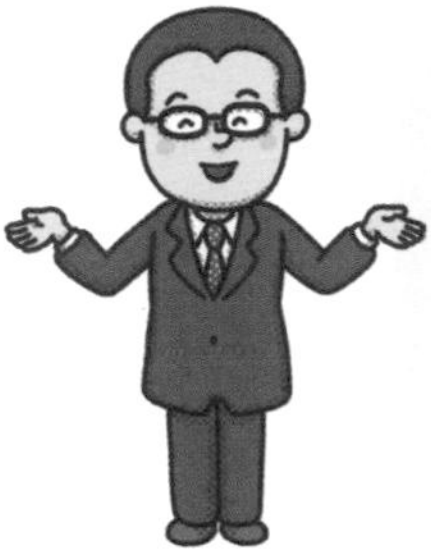

- **門有上鎖嗎？**
  →「一直開著喔」
- **該不會讓誰受傷了吧？**
  →「對方應該很痛吧」
- **手沾上細菌了**
  →「好髒喔～」

沒什麼特別想說的時候，可以使用「夠～」、「這樣啊」、「不知道耶」等應對。如果對方無法停止確認時，可以像是機器人那樣，大概間隔5秒重複以上的話語即可。

殘酷，但這對於治療來說是有效果的。有時或許會被用「拜託你說一切都沒事！」之類的話來懇求，這時只要想著「這句話是疾病讓他這麼說的」，然後狠下心來表示「很髒喔」就好。如果對方持續要求，可以嘗試像機器人那樣，每間隔5秒左右就重複「很髒喔」這句話。過程中，如果當事人丟下一句「夠了」就轉頭走人，這時請誇獎他「你靠自己停止確認了耶」。這就表示正走在恢復的道路上。

有句著名的格言是這麼說的。

「雖然他人和過去無法改變，但自己和未來是可以改變的」（艾瑞克．伯恩／提倡交流分析理論的精神科醫師）

這句話對於全家來說，也是很適用的呢。

挑戰一下思考測驗吧

看到下面的文字，你會想到什麼呢？

哈密瓜 **嘔吐**

**兩個詞彙在無意識的情況下被連結在一起，
導致哈密瓜被聯想為造成嘔吐的原因。**

綠色 **網紋** **黏滑**

**從哈密瓜聯想到的東西，
也和嘔吐連結在一起。**

※節錄編輯自丹尼爾・康納曼《快慢思想》

同時發生的兩件事被連結在一起

無論關係再怎麼親近，想要完全理解罹患強迫症的人是不可能的。話雖如此，如果能了解強迫思考是怎麼孕育而生的話，面對強迫症患者的應對方式也會跟著改變吧。

看到上面的「哈密瓜」和「嘔吐」兩個詞，應該不少人都會浮現「哈密瓜是造成嘔吐的原因」這種想法吧。人類會將同時出現的兩件事連結在一起。這就稱為觀念聯想。

那麼，這樣的連結真的是正確的嗎？因為只是單純把兩個詞擺在一起，或許它們之間其實一點關聯性都沒有。如果換成「身體不舒服，還會嘔吐，感覺什麼東西都不想吃，但如果是哈密瓜的話就沒問題」這樣的思考，

強迫思考的成立方式

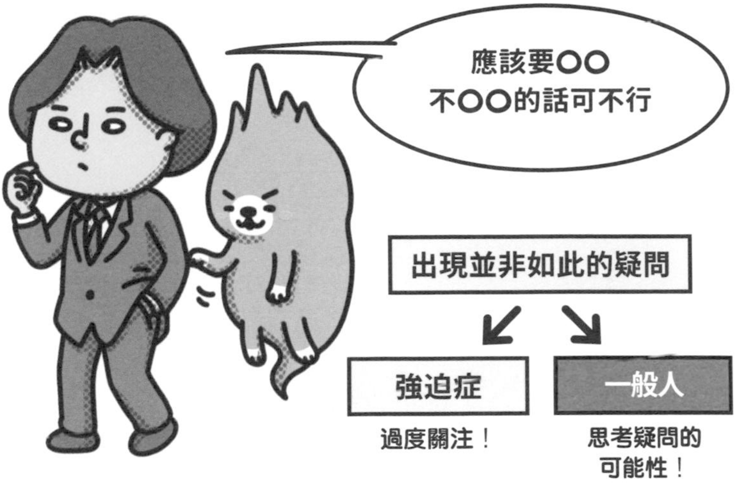
應該要〇〇
不〇〇的話可不行
出現並非如此的疑問
強迫症
過度關注！
一般人
思考疑問的可能性！

也並不奇怪對吧。

觀念聯想完全是自動引發的反應，所以無法用意識去進行控制。比較容易觸發聯想的條件有「彼此相似的地方」、「時間和場所相近」、「看上去存在因果關係」這3項。就像強迫思考那樣，觀念聯想也有它生成的結構。

換言之，**強迫思考是無論是誰都有可能出現的狀況**。當然，有的時候我們也會對觀念聯想產生疑問。但是患有強迫症的人會把關注都強加到到這個疑問之上，然後由強迫思考展開各式各樣的聯想。

強迫思考是聯想機器

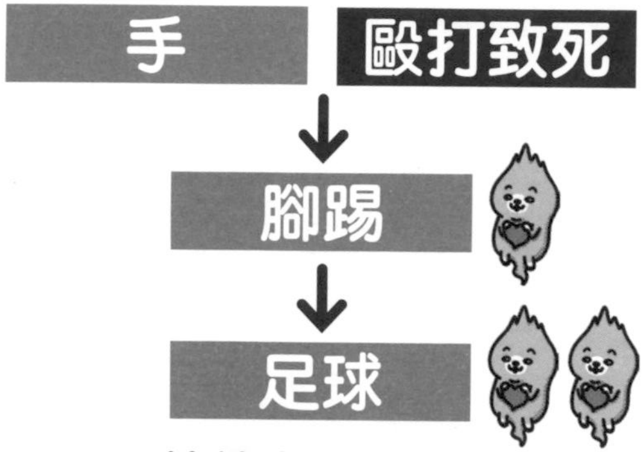

**持續進行聯想，
「足球」也成為了強迫思考！**

對於因果關係的判斷
會出現敏感的部分與遲鈍的部分

和前面提過的「哈密瓜」和「嘔吐」一樣，「手」和「毆打致死」的觀念聯想也會產生新的聯想。例如從「用手毆打致死」變化成「用腳踢死」，接著從中聯想到的「足球」感覺也變得可怕了。強迫思考會讓沒有矛盾或不一致性、順暢地進入大腦的故事變得更容易接受。

當然，就算合乎條理，也不能保證確實就是如此，不過**強迫思考的聯想機制會聚焦在疑問上，然後只喚起看上去最接近的故事，及與之相符的思維或情報**。

兩件發生的事，彼此的關係如同下列敘述，（參考上方）。a表示事件1發生之後就發生

兩件發生之事的因果關係

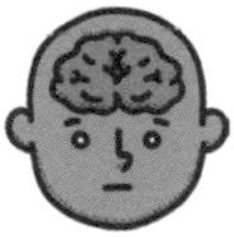

		事件2（例：人摔倒了）	
		發生了	沒發生
事件1（例：踢出一腳）	發生了	a	b
	沒發生	c	d

對a和d的因果關係會敏感地反應，
但對b和c的因果關係就顯得遲鈍。

了事件2。這種情況下，大多數人都會認為事件1就是事件2的原因吧。d這個事件1沒發生、事件2也沒發生的情況，應該也能讓人意識到原因和結果的關聯性。那麼b和c又是如何呢？即便事實上真的有關係，在其中之一沒發生的情況下就不會讓人聯想到因果關係。

人類對於a和d的部分會過於敏感、對於b和c的場合就比較遲鈍。**有強迫症的人在這類敏感性的差異上特別顯著**。他們會聚焦在事件1「自己踢出一腳」和事件2「有人摔倒了」之間的因果關係，然後無視什麼也沒做卻有人摔倒的情況（c）和即使出腳也沒人摔倒的情況（d）。

給家人的建議

**和罹患強迫症的人一起生活時，
最希望能避免的，就是不要傷害家人之間的關係。
請確認下記 8 項促進良好溝通的訣竅吧。**

1.	**告知的話語要「簡短」**	不要找理由、說明狀況或採用迂迴的說法。
2.	**用積極正向面對**	不要用「為什麼？」、「做不到嗎？」這種帶有負面感的詞彙。
3.	**定義出具體的行動**	「好好做啊」、「照正常那樣做」這種抽象的敘述都要避免。
4.	**定義出情感的名稱**	捨棄「狀況不好嗎？」之類的籠統敘述，改像「你在難過什麼？」這樣使用明確的喜怒哀樂。
5.	**不要把性格或精神論當成原因**	不要使用「都是性格的關係」或「都往壞的方面想」之類的言詞。
6.	**表示有理解對話**	反問對方，甚至可以試著表現自己聽錯了。如果真的搞錯了，對方就會糾正。
7.	**承擔一部分的責任**	表現出「我也有能做的事」、「我也變了」等態度，別把問題都歸咎於責任。
8.	**重視對方提供的幫助**	以「給予和接受」為思考基礎，不要淪為任何一方單方面的互動行為。

當事人看起來在生氣時應該注意的事情

像是不潔恐懼、不完全嫌惡、聲音嫌惡這類以厭惡的情緒為主體的強迫症場合，有時會讓當事人看起來感覺正在發脾氣。這種時候如果輕率地接近的話，很可能會被掃到颱風尾。憤怒的情感和厭惡的情感在本質上是有所不同的。抱持憤怒的人會自己接近對方，要求道歉或是展開報復。胸懷厭惡感的人只會趕跑靠近自己的人，當對方不在現場時也不會找上門、也沒有報復的念頭。如果當事人看上去在生氣的話，安靜地保持一段距離是比較好的。

關於互助團體

想要蒐集強迫症的資訊時，或是想要維持治療動機的時候，
請試著聽聽懷抱相同煩惱的人的分享。

參加OCD聚會等活動

在日本全國各地進行活動，以「單純只分享、單純只傾聽」的方式來分享自己的經驗，每個月都會定期聚會。同時也會舉辦演講或市民論壇等範圍寬廣的活動。在 OCD 聚會中也有家庭會的形式，讓罹患強迫症的患者家人也能參與。其中也有在網路上召開定期月會的團體，大家可以試著用「OCD 聚會」（OCD の会）這個關鍵字來搜尋。

除此之外，在治療強迫症的醫療機構之中，有些地方也設有互助團體或讀書會。接受同樣療程的病友們可以藉由報告等活動來維持治療的動機。其中也有不必看診也能參加的場合，大家可以到專門針對強迫症治療的醫療機構官方網站去查訊。

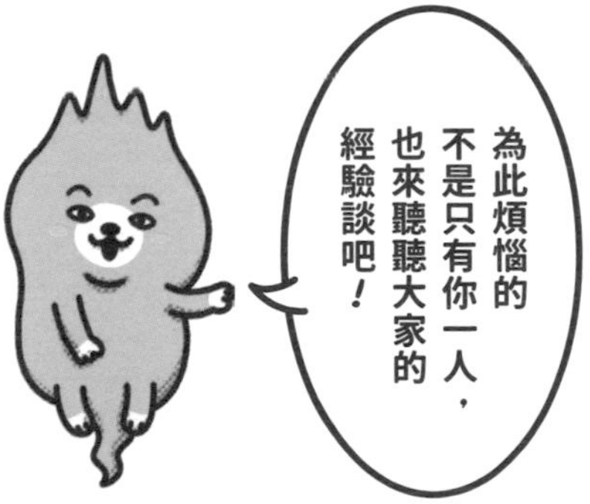
為此煩惱的不是只有你一人，也來聽聽大家的經驗談吧！

我改善了！

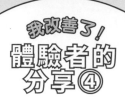

體驗者的分享④

「面對疾病，其實就是面對自己」【女性・加害恐懼、確認強迫】

讓我「咦？」地一聲感到不可思議的時候，是在我安排獨自旅行的計畫時。當我把抽完的菸屁股留在家裡又過了一晚後，突然感受到一股恐懼。思來想去之後，我竟把菸屁股裝進罐子裡、再塞入行李之中。讓我感受到異樣的並不是只有這件事。出門時，我為了檢查門窗有沒有鎖好，就這樣錯過了3班的電車。

我和別人討論、也翻閱了相關書籍，才發現這個疾病的真實樣貌。之後我到診所求診，接受了諮商還有集中治療計畫，確立自己的治療方向。我覺得能夠實踐自己決定的作法真的是太好了。因為感覺就像是自己治療了自己罹患的疾病那樣。

當然，我並不是只有一個人。這是因為有各式各樣的人們的幫助與支持，才能得到的結果。現在的我，已經能夠用「嚴重的事情發生之後再來思考就好」的方式去看待事情了。

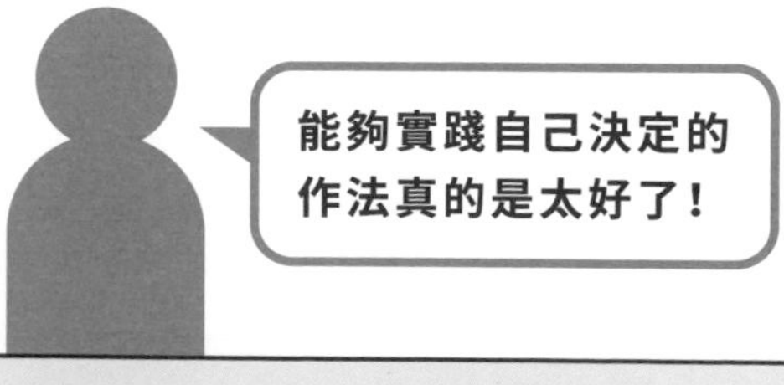

附錄
容易併發的疾病

讓為強迫症所苦的人更加苦惱的，
就是併發其他的症狀。
根據症狀的不同，過程或治療都會有所變化。
相反的，也可能出現某個症狀連結到強迫症的情況。
其中也有後續才會發病的案例，
所以希望大家能夠去理解症狀各自的特徵。

併發

各式各樣的併發症

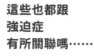

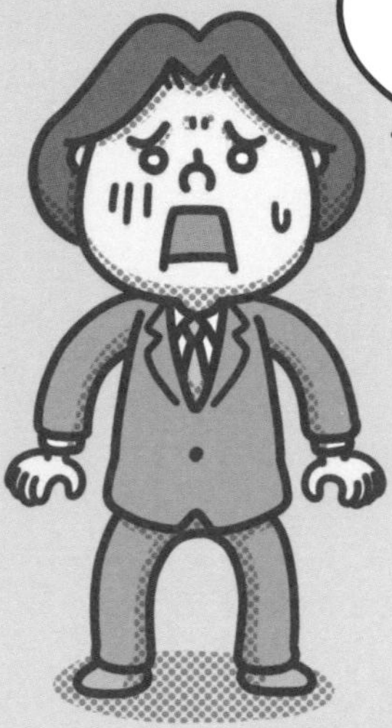

患有強迫症的過程中有時會出現症狀的疾病

憂鬱症、躁鬱症／思覺失調症／失智症／恐慌症／進食障礙／社交恐懼症／強迫型人格障礙／拔毛症／摳皮症／軀體變形障礙／疑病症／心身症／抽動障礙／發展遲緩／自律神經失調／大腸躁鬱症

周遭的人眼中的強迫症，要一起生活就得這麼做

強迫症併發其他疾病的案例並不罕見。它和其他疾病之間的關聯性也是各式各樣，例如發展遲緩或抽動障礙是從幼兒期就開始持續的、強迫型人格障礙是10多歲的期間開始明朗化、也有像憂鬱症這樣在某個時刻出現的類型。拔毛症等疾病被稱為強迫症譜系障礙，屬於強迫症的一種。如果有發展遲緩的情況，也會出現沒有即時檢測到強迫症的可能性。

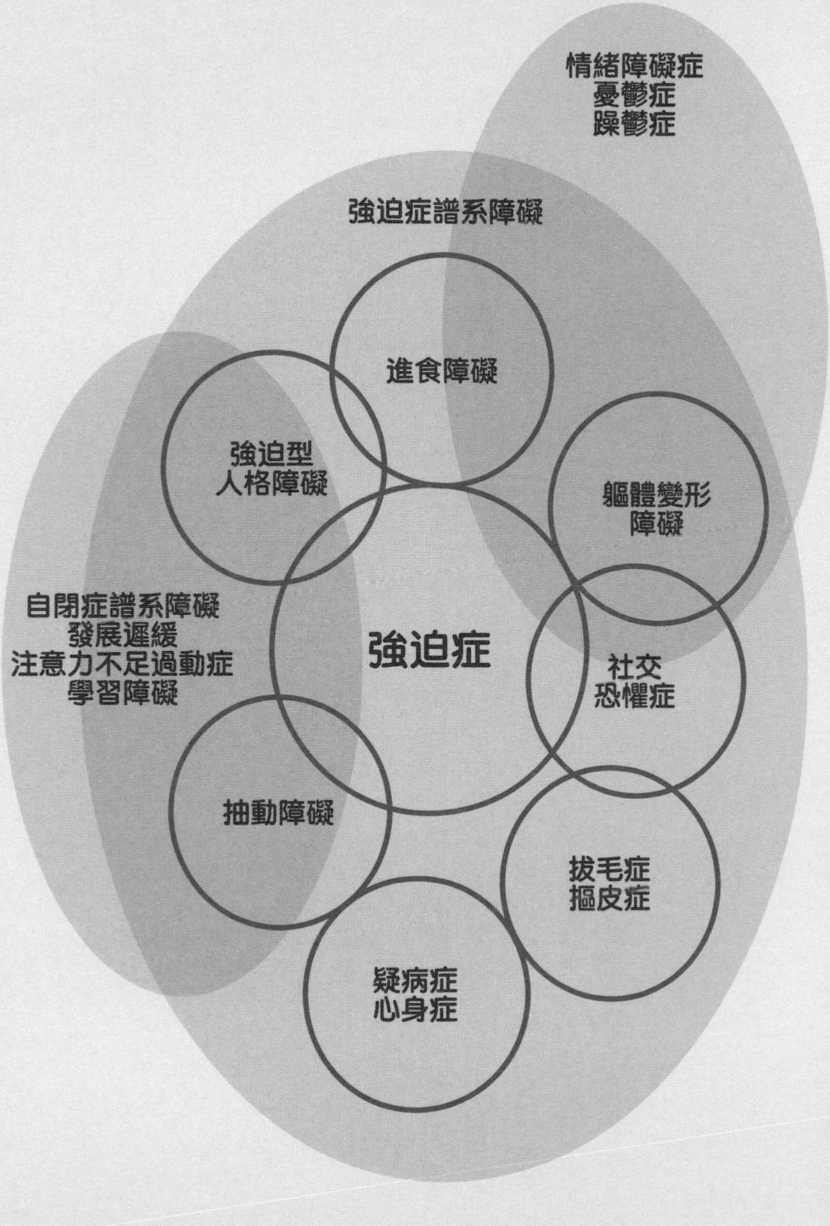
情緒障礙症
憂鬱症
躁鬱症
強迫症譜系障礙
進食障礙
強迫型
人格障礙
軀體變形
障礙
自閉症譜系障礙
發展遲緩
注意力不足過動症
學習障礙
強迫症
社交
恐懼症
抽動障礙
拔毛症
摳皮症
疑病症
心身症

憂鬱症

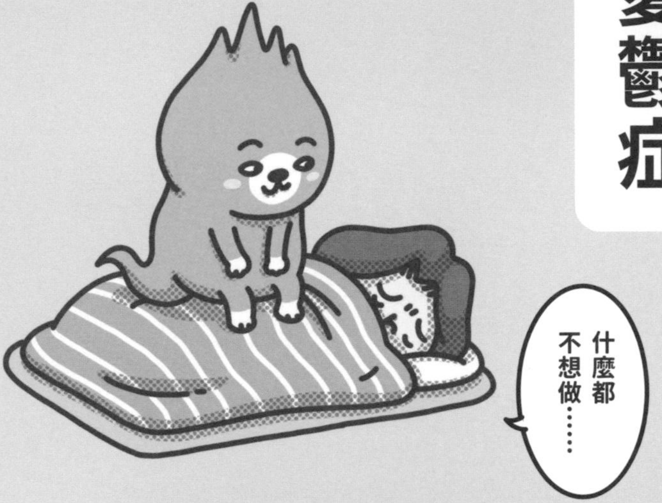

情緒低落是有波動的，請在長期化之前應對

憂鬱症是情緒障礙症的一種，會在情緒方面出現上下起伏的波動。發病年齡相當多樣，大概有近半數的人會多次經歷憂鬱的狀況，而其中還有1成的人會引發狂躁症的問題。在近20年間，憂鬱症的求診人數增加了將近2倍。

症狀因年齡不同而有所差異，但個體差異較少、嚴重的情況下每個患者的狀況幾乎都

憂鬱症和強迫症症狀出現的案例

原本有憂鬱症，之後強迫症發病

只有憂鬱狀態時才會出現強迫思考或強迫行為

有強迫症，之後憂鬱症發病

憂鬱症

情緒上下波動。

強迫症

沒有季節或一天內的波動

相同。另一方面，過程也是因人而異，有2到3個月就自然痊癒的、也有花上好幾年才轉好的。有些案例只在憂鬱發作的時候會出現強迫思考或強迫行為，這種情況下不會診斷出強迫症，只會診斷為憂鬱症。此外，雖然一開始是憂鬱症，但之後狂躁症發作的狀況也是存在的。這種情況就稱為躁鬱症（雙相情緒障礙症），情緒的大幅波動在一生之中出現個幾次是很普通的事。

如果是強迫症，則不會在季節或一天之內出現週期性的動盪。此外，大多數的人在孩提時代多少就出現了這樣的傾向。年紀增長後突然出現強迫思考這種事情，基本上不太會發生。原本就有強迫症的人，如果逐漸惡化，會讓生活無法維持，最後可能演變成憂鬱症。

憂鬱症

憂鬱症和強迫症的差別

❶拘泥的是未來還是過去？

憂鬱症	過去
強迫症	未來

❷症狀是定期還是週期？

憂鬱症	在1天、1週、季節間出現波動
強迫症	沒有週期

❸工作能成為治療嗎？

憂鬱症	有必要減輕工作的負擔
強迫症	要給予適度的負擔

請不要將憂鬱症和強迫症混淆了

強迫症患者也會浮現「想死」的念頭，但是憂鬱症則是有下述的差異。

1 拘泥的是未來還是過去？

強迫症會關注未來發生的事。即使想到以前的事情，也都是和強迫思考相關的部分而已，所以不會挖掘過去又感到後悔或是想清除既有的事實。相反的，憂鬱症會為悶悶不樂地想著過去的事，不會注目未來的事情。也不會有「如果我今後這麼做的話，就不會發生這種壞事了吧」的想法。

根據強迫症的種類或症狀不同，憂鬱症形成的難易度也會不一樣

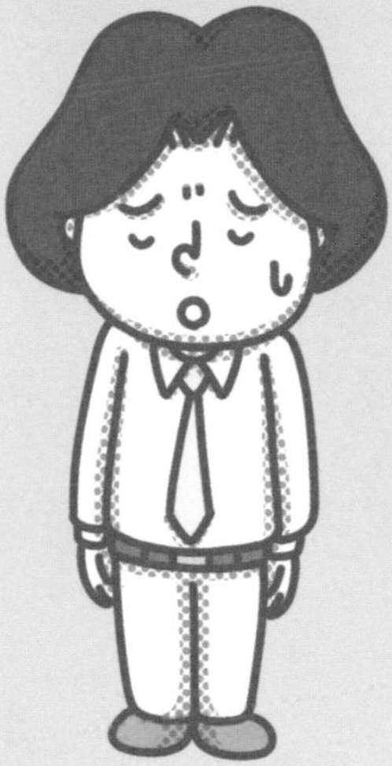

加害恐懼、軀體變形障礙……容易形成
被害恐懼……………………………較難形成

加害恐懼之所以容易形成的理由，是因為造成不安的內容是以自責感為中心，和憂鬱症存在相同的症狀。關於治療方面，患有加害恐懼的人容易感受到藥物的效果。SSRI 可作為抗憂鬱藥物，患者可以感受到服藥能夠讓自責感減輕。

2 症狀是定期還是週期？

憂鬱症經常會在1天、1週內出現定期的波動。早上或星期一，或是即便不想卻還是要思考未來的時候，情緒就會沮喪。此外跟季節也有關，在日照時間變短的秋冬交界會惡化，到了春天就會改善。女性還會受到荷爾蒙的影響，生理期前或是更年期等都會出現惡化的情況。另一方面，強迫症的場合則沒有一定的模式。

3 工作能成為治療嗎？

憂鬱症會讓大腦運作變緩慢，工作進度也會下滑。關於工作，必須要減輕負擔。強迫症的情況則是相反，大腦會變得活躍，但盡是處在無意義的運作狀態。如果進行適度負荷的工作，可以防止惡化。

焦慮症

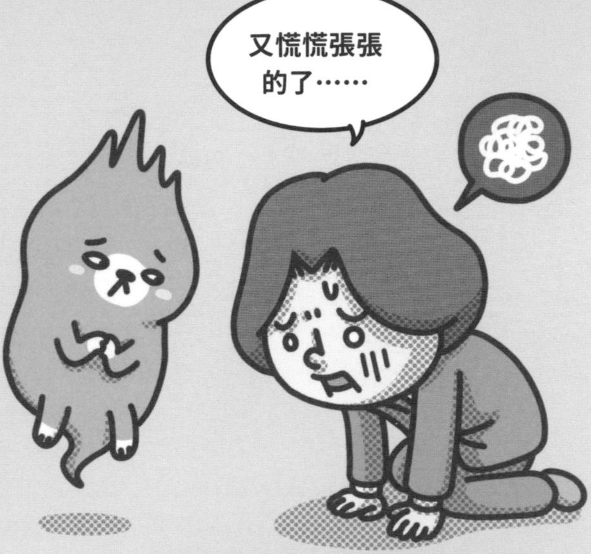

心悸、出汗、緊張，為憂慮或恐懼所苦惱

不安為症狀中心的疾病。分離焦慮症、選擇性緘默症、特殊恐懼症（懼高症或血液、外傷恐懼等）、恐慌症、廣場恐懼症、社交恐懼症（社會焦慮、人群恐懼）、廣泛性焦慮症等都歸屬在其中。強迫症伴隨著強迫行為，這一點和其他的焦慮症有所不同。如果是其他類型的焦慮症，是無法藉由確認或洗手等行為來抑制不安的。

恐慌症

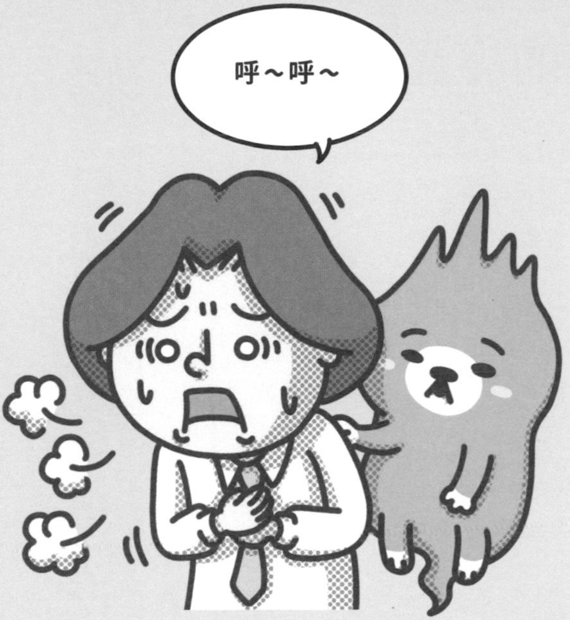

突發的發作會斷斷續續地出現，讓人萌生對猝死的畏懼

在此之前都和不安無緣的人，突然在預料之外的場所經歷了心悸或眼花、暈眩、呼吸困難等狀況，從此成為心理創傷。變得害怕發作的前兆，然後重複出現發作的問題。具有不安或恐懼大概在10分鐘左右達到高峰，在那之後會緩緩地恢復平靜的傾向。患者通常不會隱瞞疾病，會立刻前往醫院就診這一點，和強迫症有些不同。

強迫型人格障礙

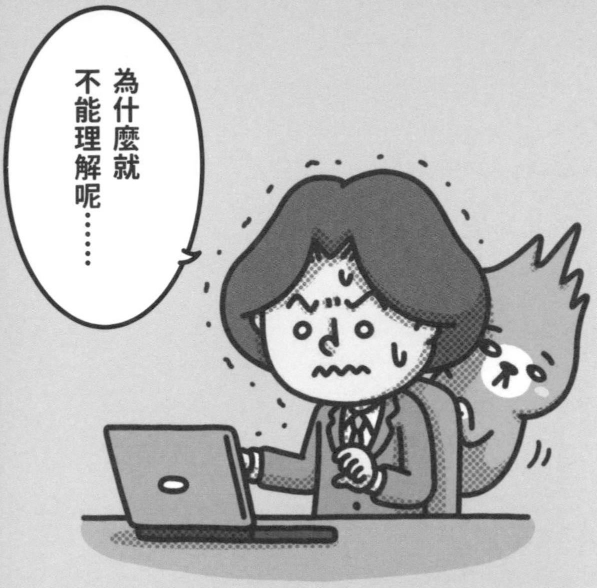

無法信賴周遭的人，只專注在自己走的道路上

青春期出現的一種性格偏執。雖然常和強迫症合併出現，但是唯有這種疾病是當事人不會感受到異常的。因為被秩序或完美主義給束縛，甚至會犧牲效率，只為了在某件事方面走自己的路。熱衷於工作、犧牲了許許多多的東西，在道德或倫理方面過度誠實，變得不知變通。

拔毛症

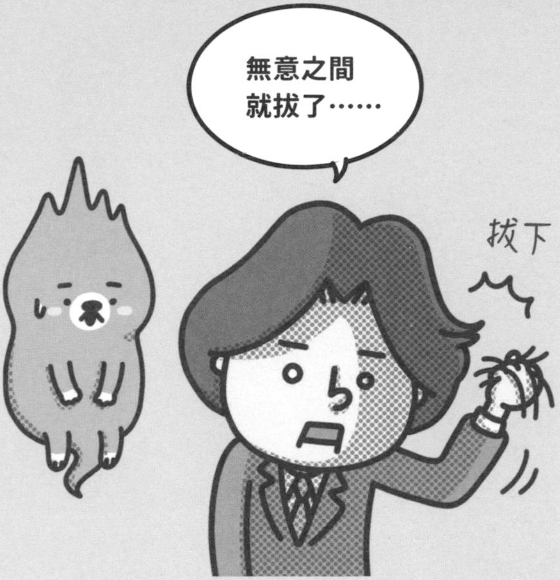

屬於一種消除壓力的行為，多見於女性，患者會因外觀而煩惱

為了緩解緊張或不安，因此無法停止拔除毛髮行為的疾病，屬於強迫症的一種。和強迫思考一樣，患者越是想忍耐拔毛的衝動，最後忍耐不住拔掉時就會獲得更大的滿足感，之後又重蹈覆轍，然後對自己的行為抱持罪惡感。像認知行為療法之一的習慣反向訓練（HRT，參考P. 98）對這個症狀是有效的。

摳皮症

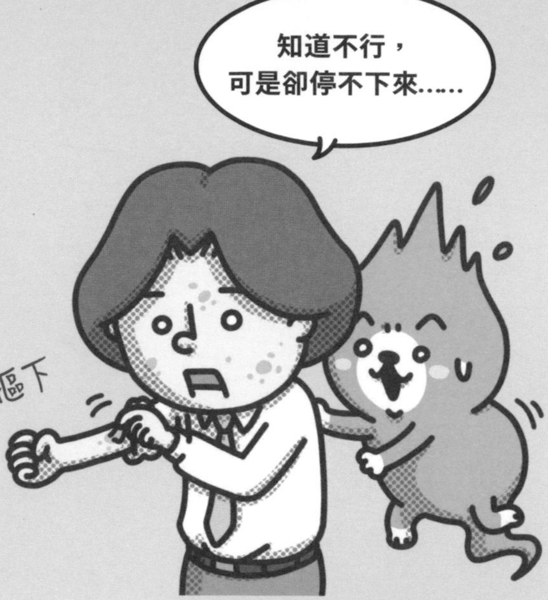

一碰到就在意到想去摳抓，甚至還有咬指甲的情況

和拔毛症（參考P.139）很相似。為了緩解緊張或不安，嚴重的話甚至會搔抓皮膚到受傷的程度，屬於強迫症的一種。並不是在意看起來的感覺才這麼做，而是強迫性地進行搔抓皮膚的行為。發病時期和女性較易出現等特徵也和拔毛症類似。抓的部位也是因人而異，結痂、痘痘、指甲邊緣脫皮、指甲、嘴唇等都會成為對象。

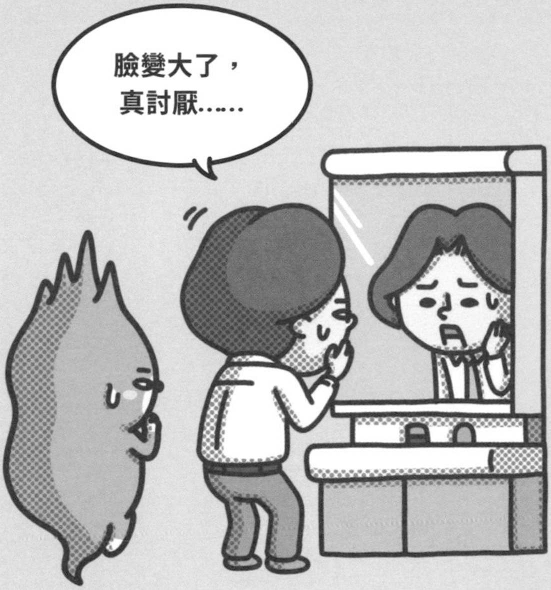

軀體變形障礙

非常在意，總是在確認外貌，即使整形了也無法消除不安

這種疾病的患者會覺得自己很醜陋，從和他人的比較中找出自己的劣勢後，陷入了認為這一點會讓旁人不悅、甚至讓人討厭的妄想。患者會出現一再觸摸自己在意的地方、照鏡子確認或是拍下照片等強迫行為。在意的部位也是因人而異，即使接受整形手術或自殘行為，不安的感受也只會越來越強烈，是它的特徵所在。

抽動障礙

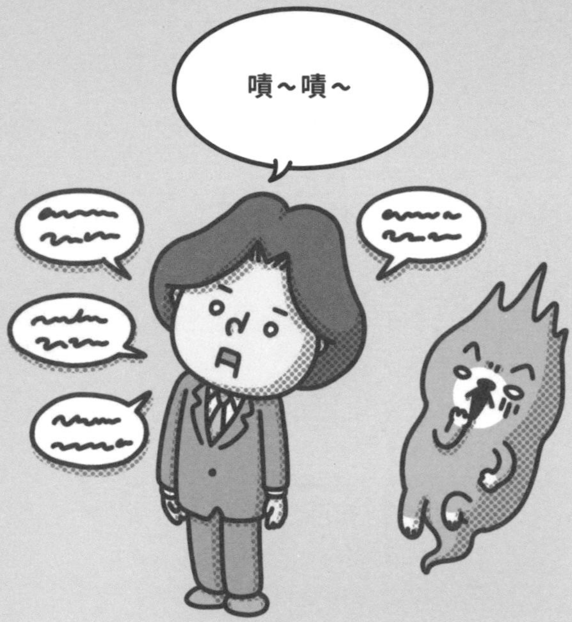

容易在孩提時代發病，也有慢性化的案例存在

快速短暫的身體抽動或發出聲音，在無意識之間、甚至突發性重複出現的疾病。有持續眨眼或皺眉等迅速動作的運動型抽動障礙，以及清喉嚨或嘖嘴等持續發聲的聲音型抽動障礙兩種。大多好發於學齡前兒童到小學低年級這個區間。有一時性的例子，也有慢性化的情況，症狀範圍寬廣，因人而有所不同。

給自我診斷者的建議

還沒有前往專業醫療機構求診的話，可以先用「YES」或「NO」回答以下問題，探詢症狀的可能性。

本書列舉出的強迫症症狀中，有符合你的情況

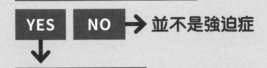

YES　NO → 並不是強迫症

症狀持續 1 個月以上

YES　NO → 還不能確定是否為強迫症

症狀會週期性出現，完全沒有症狀的期間也有 2 次以上

YES　NO → 高度推測可能是強迫症

有反覆性憂鬱症，或是躁鬱症的可能性

注意　如果已經到醫院求診了，或許會有醫師將發展遲緩或思覺失調症過度診斷、然後忽略強迫症跡象的情形。建議尋求強迫症專門醫師的意見會比較妥當。

如果有符合其他合併症狀診斷的時候

拔毛症、摳皮症、軀體變形障礙、疑病症、抽動障礙都是症狀會和強迫症重疊的疾病。如果有符合本書列出的強迫症症狀的某些項目，請務必評估接受強迫症的治療。進食障礙、社交恐懼症、強迫型人格障礙、發展遲緩、自律神經失調、大腸躁鬱症也會有部分症狀重疊。光是接受強迫症的治療，其他的問題也並不會因此全都被治好，但是為了讓生活更加愉悅，強迫症的治療是有嘗試的價值的。

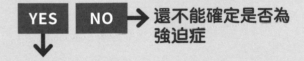

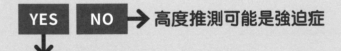

其他容易併發的疾病

強迫症發病的人，也可能併發以下的疾病。
此外，某些案例也會併發
複數的疾病，請和專業醫師討論治療的方法。

思覺失調症

心靈和思考變得糾結在一起的的疾病。分為新狀態出現的陽性症狀和喪失原本能力的陰性症狀。陽性症狀的典型就是幻覺和妄想，陰性症狀則是缺乏動力、喪失情感表現。某些精神科醫師會將強迫思考解讀成妄想，因而把強迫症誤診為思覺失調症。如果使用抗精神病藥物也沒有效果的話，最好也評估進行強迫症的診斷。

進食障礙

持續在進食量和進食方式等層面出現和飲食相關的行動異常，以致於影響身心雙方的健康，這類疾病就統稱為進食障礙。無法吃到必要的進食量、自己無法控制的暴飲暴食、刻意把吞下去的食物又催吐出來等，症狀可說是五花八門。大多也會將關於飲食方面的強迫性拘泥取向也合併進來。如果還有其他強迫症的症狀，通常也會再加上強迫症確診的診斷。

社交恐懼症

在人前受到眾人注視的情況下會感到強烈的不安、恐懼或緊張，對於自己會不會搞砸丟臉而擔心、感受到強烈預期不安的疾病。也有人群恐懼症、視線恐懼、社會焦慮症等名稱。對伴隨緊張而來的臉紅、大量出汗、心悸等身體狀況的出現感到恐懼，並依狀況程度逃避社會活動的場面。和強迫症一樣，可使用 SSRI 和認知行為療法來進行治療。

疑病症（疑病性神經症）

堅信自己得了嚴重的疾病，或者是即將得病的一種疾病。無論醫師做了多少檢查、再怎麼告知沒有問題，患者通常還是會懷疑醫師誤診，接著又跑去其他的醫院求診。因為會將輕微的身體狀況或正常的身體機能（自己對心跳的感覺等）誤解為重大疾病的前兆，所以會抱持過度的不安。這一點和強迫症相同，治療方面採用 SSRI 和認知行為療法也是有效的。

心身症

有身體症狀必須在精神科以外的科別進行治療，而該症狀的發病和過程都存在心理或社會面的壓力影響。代表性的症狀，有氣喘、大腸躁鬱症、功能性消化不良、高血壓、過敏性皮膚炎、頭痛、慢性疼痛等等。很多案例會在沒有察覺到工作或人際關係等層面的壓力時讓病情惡化，到內科或整形外科進行治療通常也無法治本。

關於發展遲緩

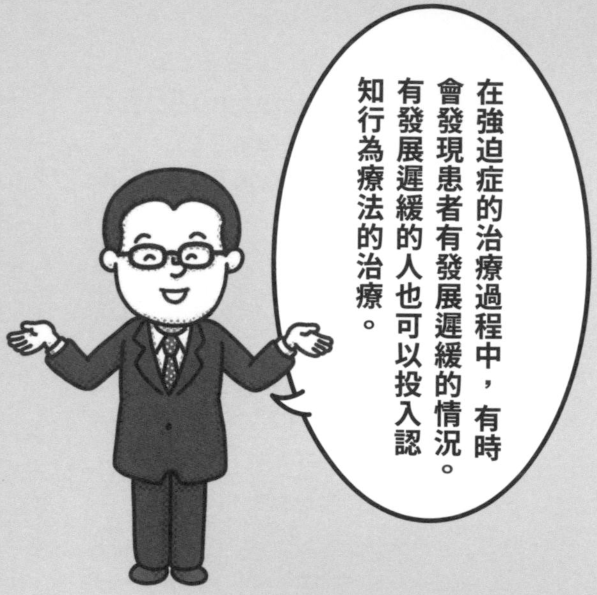
在強迫症的治療過程中，有時會發現患者有發展遲緩的情況。有發展遲緩的人也可以投入認知行為療法的治療。

大腦運作天生就不同，因此為人際關係所苦

因為先天要因，衍生出大腦或行動方面成長遲緩的情況。智能發展遲緩、宛如自閉症的社會性或語言發展遲緩、像是注意力不足過動症（ADHD）那樣的自發行動控制遲緩等，都是常見的特徵。其他還有特殊學習需要（學習障礙）、抽動障礙、口吃等各式各樣的症狀存在。

以自閉症來說，最近擴大了涵蓋範圍，已

注意力不足過動症（ADHD）

存在欠缺集中力、無法冷靜、無法依序等候、把問題延後等特徵的一種發展遲緩病症。某些案例在年紀增長後病症就會消失，但也是有人持續到學齡期甚至是成年的。通常會出現遲到、忘東忘西、擱置垃圾讓房間變髒等問題。

自閉症譜系障礙

因為言語和社會性發展比較緩慢，特別不擅長理解對象的心理，擁有以對自己的關心和步調為最優先的強烈傾向是特徵所在。嚴重的情況下甚至會說不出話來。輕度的場合，雖然能完成樣板式的工作，但是卻很難進行需要柔軟性的共同作業。

經逐漸不使用亞斯伯格症候群這個詞彙，改稱之為自閉症譜系障礙。根據統計，日本人口約有1.5%左右的發展遲緩者，比起歐美地區高出許多。或許這是因為相較於其他國家，日本對於配合社會的生存方式要求較高的緣故。

有發展問題的人在學校或是職場等處的日常生活都會過得很辛苦。認知行為療法對於相關狀況的治療是有效的，特別是自閉症的情況，在3歲前開始透過應用行為分析（ABA）接受治療，就能讓他們的語言或社會性發展成長到和一般兒童相比也毫不遜色的程度。

除此之外，還能藉由環境調整、心理教育、家族療法等方式，來改善認知、思考方式、以及對事物的看法等層面。

想治療強迫症，就請立即行動！

迷惘時就靠「決策分析」

你想要立刻進行暴露療法嗎？這是個讓人感到迷惘的問題。如果一直無法下決定，人們大多會想選擇維持現在的狀態。如果思維變成重視維持現狀的防守心態，就會無法忍耐強迫行為，增加它出現的可能性。

請用下面的表格來分析看看吧！

〔例〕

	選擇暴露療法	繼續維持現狀
優點（正面）	●變得能自由外出……80 ●變得能把工作完成……70 ●變得能主張自我……30	●可以一直安心地待在家裡……40 ●可以讓家人寵愛……30 ●可以不必體驗新的不安……50
缺點（負面）	●體驗比死還要駭人的恐懼……70 ●或許會後悔終生……50 ●治療很花時間……10	●如果父母不堪負荷，就什麼都做不到……60 ●沒有了解外界就結束人生的遺憾……100 ●想要的東西、想去的地方都不存在……50
合計	+50	-90

在這個範例中，
嘗試暴露療法的這個選擇
會得到較大的利益。

強迫症是一種「防守的疾病」，為了治療，就必須採取「進攻的姿態」。雖然可能因此失去防衛，但只要進攻的話就能獲得更大的效益。請大家思考想在人生中獲得的東西，在下面的表格中以「0～10」來標示它們的重要程度吧。

	人生中的重要度	現在的達成度
結婚、戀人等 親密的人際關係		
親人等 家族關係		
養育孩子		
朋友關係或 職場經歷		
教育或證照等 個人技能		
休閒活動或 閒暇時光		
社會貢獻		
健康		

如果有在自己的人生中是列為重要度很高、但達成度卻還在1或0左右的項目，就請大家思考看看為了達成目標，哪些事情是必要的吧。而大家應該也很清楚「逃避」或「防守」都是無法增進達成度的。

因為強迫症而感到煩惱的人
並不只有自己而已喔！

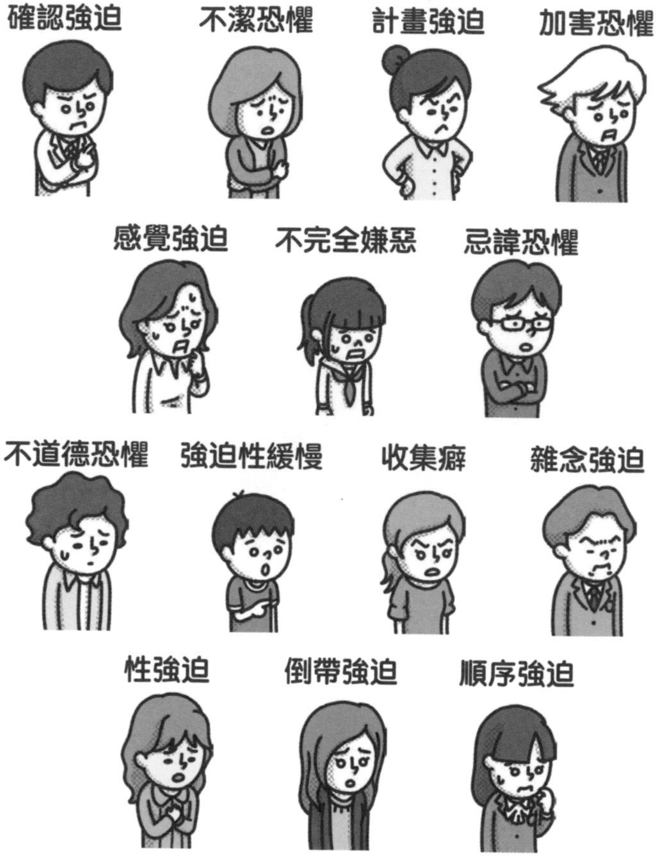
確認強迫
不潔恐懼
計畫強迫
加害恐懼
感覺強迫
不完全嫌惡
忌諱恐懼
不道德恐懼
強迫性緩慢
收集癖
雜念強迫
性強迫
倒帶強迫
順序強迫

沒有想過要進展到治療階段的人，如果聽了同樣受困於強迫症的人的分享，心意應該會有所轉變。要改善強迫症，自己的意志是非常重要的，希望大家都可以明白，還有其他勇敢面對相同病症的人與你同在。

新型冠狀病毒肺炎的環境下，有許多人都出現了強迫思考！

眼睛看不到的東西、沒有實際感受到的東西，就會成為強迫思考，並且對強迫行為造成影響。一般的情況下，強迫行為就是發生一次就結束，然而換成強迫症的情況，就會不斷地持續。只不過，在某些未明朗的事物之中，卻存在著雖非強迫症、但是會無法不重複特定行為的情況。舉例來說，新型冠狀病毒肺炎就為世界各地的人們帶來了強迫思考。

或許這是因為情報不充裕的情況下所引發的現象。必須要進展到戴口罩、勤洗手、避免群聚、不要外食等警戒規模。還有人過著在玄關脫下衣物、門把或各種小東西都要消毒、不要和他人密切接觸、買東西改用網路購物的生活模式。也就是說，強迫思考的存在是理所當然的。面對這樣的觀念時，我們自己是如何思考、又如何行動，從這個部分開始就會成為是否會為強迫症所苦的分水嶺。

應該有許多朋友都因為疫情的關係，懷抱著不安或折騰了身體狀況吧。如果這些已經對生活造成不良影響的話，希望大家一定要前往專業的醫療機構求診和諮詢。

在感受到極限之前
讓自己「輕鬆」一點！

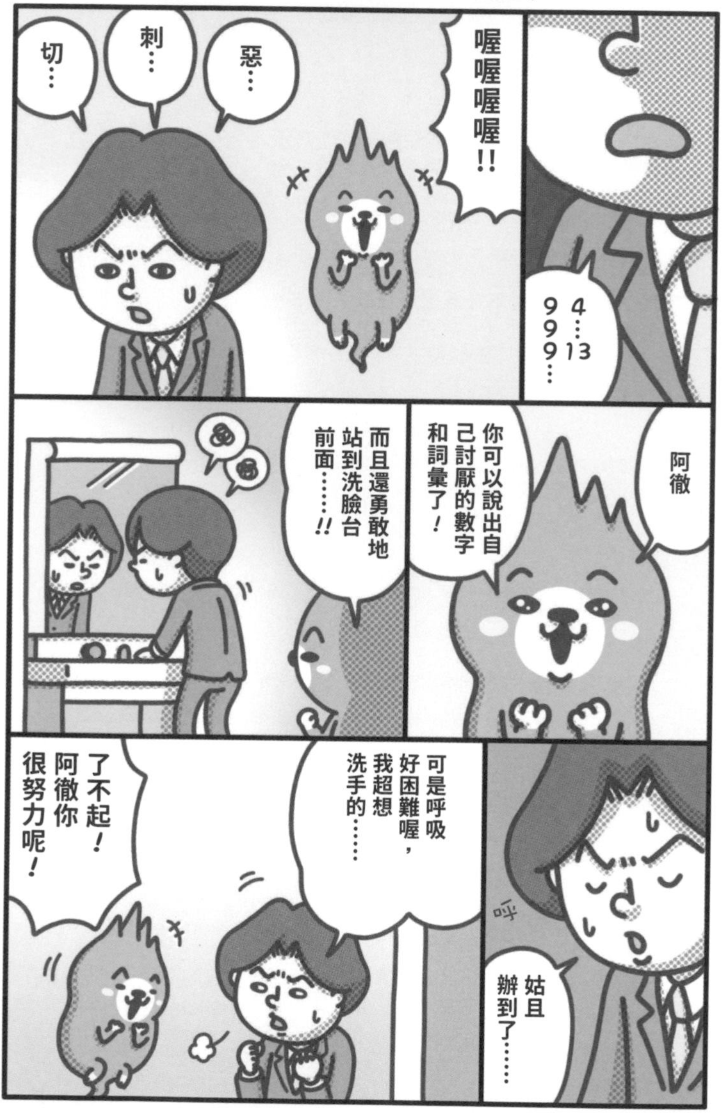

994……
9913
喔喔喔喔!!
惡…
刺…
切…
阿徹
你可以說出自己討厭的數字和詞彙了！
而且還勇敢地站到洗臉台前面……!!
姑且辦到了……
可是呼吸好困難喔，我超想洗手的……
了不起！阿徹你很努力呢！

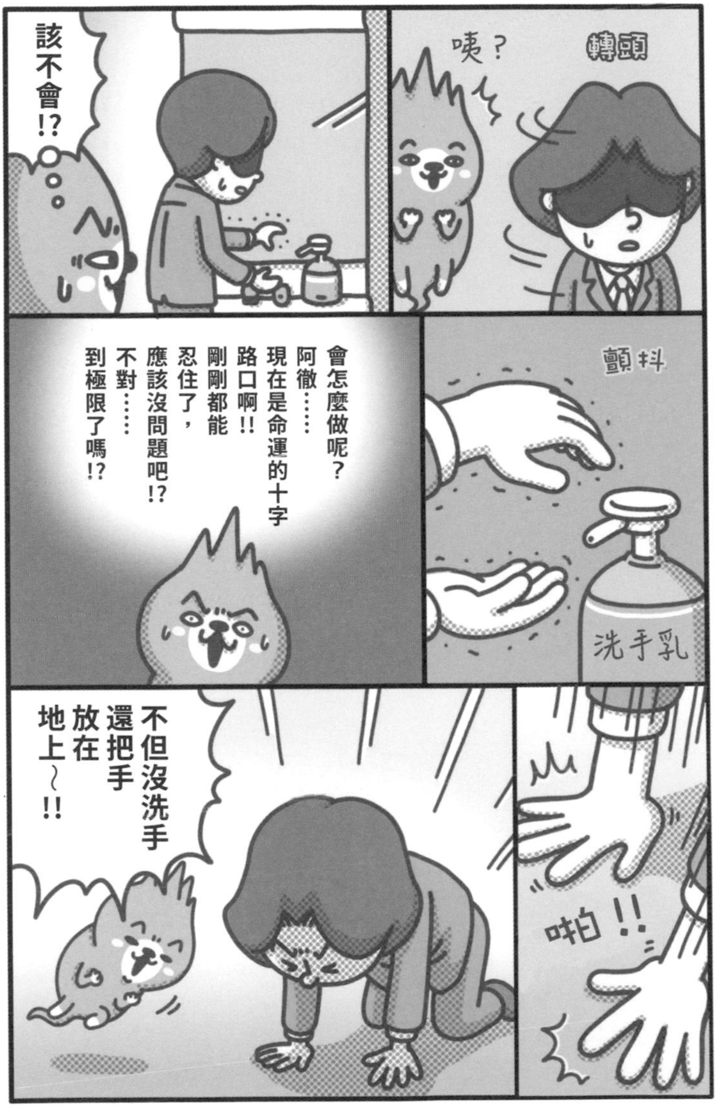
咦？
轉頭
該不會!?
顫抖
洗手乳
會怎麼做呢？阿徹……現在是命運的十字路口啊!!剛剛都能忍住了，應該沒問題吧!?不對……到極限了嗎!?
啪!!
不但沒洗手還把手放在地上~!!

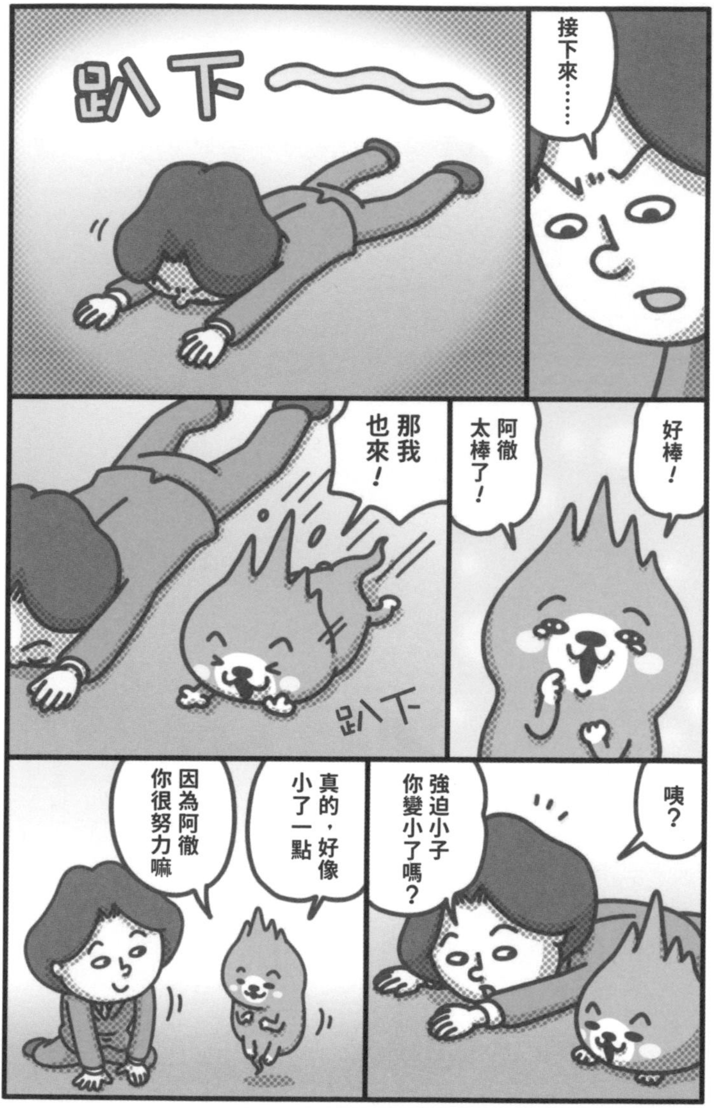
接下來……
趴下～～
好棒！
阿徹太棒了！
那我也來！
趴下
咦？
強迫小子你變小了嗎？
真的，好像小了一點
因為阿徹你很努力嘛

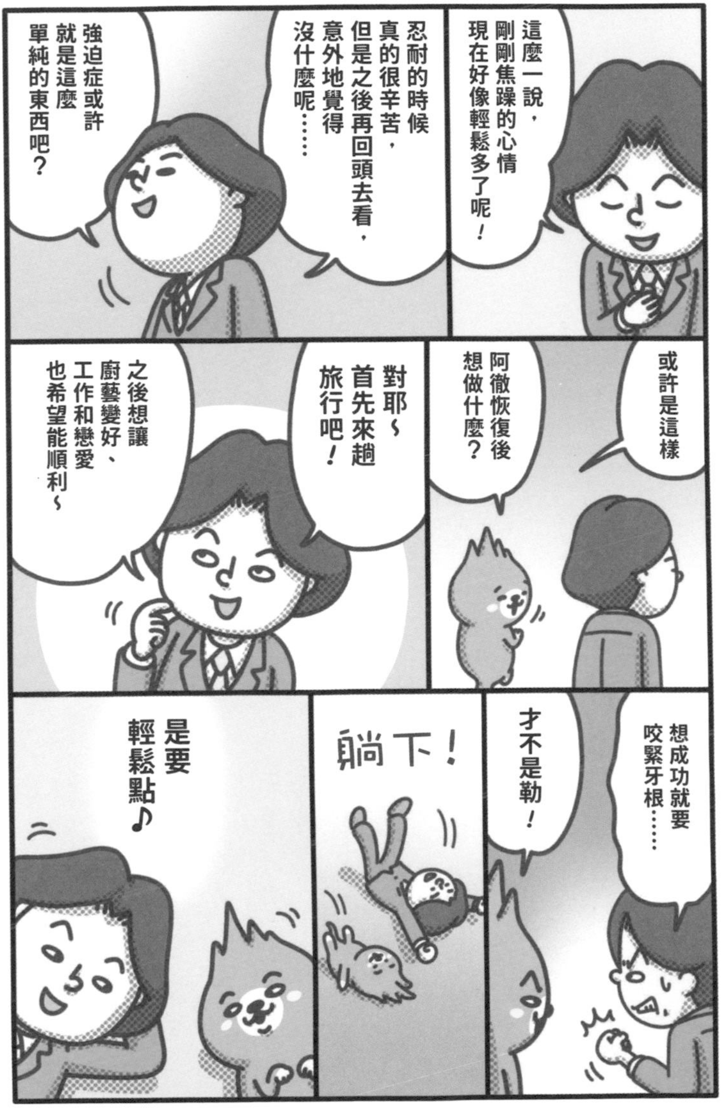
這麼一說，剛剛焦躁的心情現在好像輕鬆多了呢！
忍耐的時候真的很辛苦，但是之後再回頭去看，意外地覺得沒什麼呢……
強迫症或許就是這麼單純的東西吧？
或許是這樣
阿徹恢復後想做什麼？
對耶～首先來趟旅行吧！
之後想讓廚藝變好、工作和戀愛也希望能順利～
想成功就要咬緊牙根……
才不是勒！
躺下！
是要輕鬆點♪

為了跨越強迫症，務必要理解自己的方向，並胸懷名為勇氣的好奇心

追溯強迫症的本源，就好像是要對抗未知的病原體、守護自己和重要的人，或者是面對電腦病毒或網路詐欺等外敵、捍衛自己的將來。但提到防守，意即穩固內部情勢，注意力也是朝向內部。一旦選擇逃避，就會讓不安飄散出來。你的身體，現在是朝向哪一邊呢？

【Ⓐ逃避】

●不知道究竟在閃避什麼，就這樣逃避了。

●持續重複著過往的模式。

【Ⓑ正向面對】

●嘗試看看自己討厭的事物。

●勇敢地嘗試自己也不太明白的方式。

接下來，你的雙眼究竟是看向哪一邊呢？

【ⓒ防守：將注意力放在自己腦海所浮現的「強迫思考」】

【ⓓ把注意力轉往外面的世界】

勇氣，就存在於捨棄防守、背水一戰的你所面向的方向。

『我從出生之後就已經習慣地獄了，所以當別人說起什麼上天堂之類的話，就讓我害怕得渾身顫抖。』

這是電影導演黑澤明的名言。強迫症的世界是黑白的。是不潔或乾淨、是安心或不安、是清廉潔白還是極惡非道？一旦習慣強迫的存在後，就會墜入這個黑白的地獄之中。強迫之外面的世界存在著許多灰色地帶，然後就是全彩。前面會有什麼樣的東西在等待著我們呢？請對此抱持期待，去探索看看吧。無論是多麼痛苦的時刻，人們都還是擁有能提振自身勇氣的情感。那就是好奇心。

後記

開始接觸強迫症的治療，至今已經有35年了。第一次為患者進行ERP治療的時候，我才20多歲。我們一起外出、直接用手拿起壽司來吃的日子，至今我依然記憶猶新。「這是我睽違10年後才又能直接用手拿壽司吃呢。」當時那位患者的笑容令我相當難以忘懷。那個時候，強迫症還被視為不治之症，因此對於年輕的我來說，真的是非常欣喜的經驗。另一方面，該怎麼推廣ERP？面對拒絕接受ERP的患者，以及無法靠單純的ERP改善狀況的患者又該怎麼處理呢？新的挑戰也在同一個時刻展開了。ERP是種反論式的治療法。因為它並不是存在於常識的延長線上的事物，因此為了推廣，就必須要採取某些特別的方法才行。

那麼，究竟該怎麼做才好呢？我想出了一個很符合自己風格的答案，就是「為了強迫的強迫所造成的強迫、打造出一間診療機構，並且也要在那裡進行援助他人職務的訓練」。於是，我在2019年開設了原井診所。其實罹患強迫症這件事並非只有壞處，也能將之轉變為長處。我希望能讓有強迫症的人也加入診所的運作，因此錄用了松浦文香小姐。她也出色地回應了我的期待。在這本書中，也收錄了她的文章。診所方面自然不必多說，如果沒有她的協助，這本書也無法呈現在大家面前。

我也受到編輯若狹和明先生偌大的照顧。能夠跨越疫情的障礙，讓這本書得以完成付梓，我想致上自己最大的感謝之意。

原井 宏明

TITLE

圖解　名醫傳授健康知識　強迫症

STAFF

出版	瑞昇文化事業股份有限公司
監修	原井宏明
譯者	徐承義
總編輯	郭湘齡
責任編輯	張聿雯
文字編輯	徐承義
美術編輯	許菩真
排版	謝彥如
製版	印研科技有限公司
印刷	桂林彩色印刷股份有限公司
法律顧問	立勤國際法律事務所　黃沛聲律師
戶名	瑞昇文化事業股份有限公司
劃撥帳號	19598343
地址	新北市中和區景平路464巷2弄1-4號
電話	(02)2945-3191
傳真	(02)2945-3190
網址	www.rising-books.com.tw
Mail	deepblue@rising-books.com.tw
本版日期	2023年12月
定價	350元

ORIGINAL JAPANESE EDITION STAFF

企画・編集	若狭和明、橋本真優 （以上、スタジオポルト） 松浦文香（原井クリニック） 福田智弘
デザイン	東京100ミリバールスタジオ
イラスト	大野直人

國家圖書館出版品預行編目資料

圖解名醫傳授健康知識強迫症：將強烈的不安和無意義行動一刀兩斷的方法 / 原井宏明監修；徐承義譯. -- 初版. -- 新北市：瑞昇文化事業股份有限公司, 2022.12
160面； 12.8x18.8公分
ISBN 978-986-401-595-5(平裝)
1.CST: 強迫症

415.991　　111017842

YOMU JOBIYAKU ZUKAI ICHIBAN WAKARIYASUI KYOHAKUSEI SHOGAI